AF451745

BIBLIOTHÈQUE MÉDICALE

FONDÉE PAR MM.

J.-M. CHARCOT   et   G.-M. DEBOVE

DIRIGÉE PAR M.

G.-M. DEBOVE

Membre de l'Académie de médecine,
Professeur à la Faculté de médecine de Paris,
Médecin de l'hôpital Andral.

BIBLIOTHÈQUE MÉDICALE CHARCOT-DEBOVE

Reliure amateur tête dorée, le vol. 3 fr. 50

VOLUMES PARUS DANS LA COLLECTION

V. Hanot. LA CIRRHOSE HYPERTROPHIQUE AVEC ICTÈRE CHRONIQUE.

G.-M. Debove et Courtois-Suffit. TRAITEMENT DES PLEURÉSIES PURULENTES.

J. Comby. LE RACHITISME.

Ch. Talamon. APPENDICITE ET PÉRITYPHLITE.

G.-M. Debove et Rémond (de Metz). LAVAGE DE L'ESTOMAC.

J. Seglas. DES TROUBLES DU LANGAGE CHEZ LES ALIÉNÉS.

A. Sallard. LES AMYGDALITES AIGUËS.

L. Dreyfus-Brissac et I. Bruhl. PHTISIE AIGUË.

P. Sollier. LES TROUBLES DE LA MÉMOIRE.

De Sinéty. DE LA STÉRILITÉ CHEZ LA FEMME ET DE SON TRAITEMENT.

G.-L. Debove et J. Renault. ULCÈRE DE L'ESTOMAC.

G. Daremberg. TRAITEMENT DE LA PHTISIE PULMONAIRE. 2 vol.

Ch. Luzet. LA CHLOROSE.

E. Mosny. BRONCHO-PNEUMONIE.

A. Mathieu. NEURASTHÉNIE.

N. Gamaleïa. LES POISONS BACTÉRIENS.

H. Bourges. LA DIPHTÉRIE.

Paul Blocq. LES TROUBLES DE LA MARCHE DANS LES MALADIES NERVEUSES.

P. Yvon. NOTIONS DE PHARMACIE NÉCESSAIRES AU MÉDECIN. 2 vol.

L. Galliard. LE PNEUMOTHORAX.

E. Trouessart. LA THÉRAPEUTIQUE ANTISEPTIQUE.

Juhel-Rénoy. TRAITEMENT DE LA FIÈVRE TYPHOÏDE.

J. Gasser. LES CAUSES DE LA FIÈVRE TYPHOÏDE.

G. Patein. LES PURGATIFS.

A. Auvard et E. Caubet. ANESTHÉSIE CHIRURGICALE ET OBSTÉTRICALE.

L. Catrin. LE PALUDISME CHRONIQUE.

Labadie-Lagrave. PATHOGÉNIE ET TRAITEMENT DES NÉPHRITES ET DU MAL DE BRIGHT.

E. Ozenne. LES HÉMORROÏDES.

Pierre Janet. ÉTAT MENTAL DES HYSTÉRIQUES. — LES STIGMATES MENTAUX.

H. Luc. LES NÉVROPATHIES LARYNGÉES.

R. du Castel. TUBERCULOSES CUTANÉES.

J. Comby. LES OREILLONS.

Chambard. LES MORPHINOMANES.

J. Arnould. LA DÉSINFECTION PUBLIQUE.

Achalme. ÉRYSIPÈLE.

P. Boulloche. LES ANGINES A FAUSSES MEMBRANES.

E. Lecorché. TRAITEMENT DU DIABÈTE SUCRÉ.

Barbier. LA ROUGEOLE.

M. Boulay. PNEUMONIE LOBAIRE AIGUË. 2 vol.

A. Sallard. Hypertrophie des amygdales.

Richardière. La Coqueluche.

G. André. Hypertrophie du cœur.

E. Barié Bruits de souffle et bruits de galop.

L. Galliard. Le Choléra.

Polin et Labit. Hygiène alimentaire.

Boiffin. Tumeurs fibreuses de l'utérus.

E. Rondot. La Migraine vraie.

Ménard. Coxalgie tuberculeuse.

Pierre Janet. État mental des hystériques, accidents mentaux.

F. Verchère. La Blennorrhagie chez la femme. 2 vol.

P. Legueu. Chirurgie du rein et de l'uretère.

P. de Molenes. Traitement des affections de la peau. 2 vol.

Ch. Monod et J. Jayle. Cancer du sein.

P. Mauclaire. Ostéomyélites de la croissance.

Blache. Clinique et thérapeutique infantiles. 2 vol.

A. Reverdin (de Genève). Antisepsie et Asepsie chirurgicales.

Louis Beurnier. Les Varices.

G. André L'Insuffisance mitrale.

Guermonprez (de Lille) **et Bécue** (de Cassel). Actinomycose.

P. Bonnier. Vertige.

De Grandmaison. La Variole.

A. Courtade. Anatomie, physiologie et séméiologie de l'oreille.

J. Duplaix. Des Anévrysmes.

Ferrand. Le Langage, la Parole et les Aphasies.

Paul Rodet et C. Paul. Traitement du lymphatisme.

H. Gillet. Rythmes des bruits du cœur : physiologie et pathologie.

Lecorché. Traitement de la goutte.

J. Arnould. La Stérilisation alimentaire.

Legrain. Microscopie clinique.

A. Martha. Des Exophtalmies acquises.

POUR PARAÎTRE PROCHAINEMENT

Pierre Achalme. Immunité dans les maladies infectieuses.

Laveran Des Hématozoaires chez l'homme et les animaux.

R. Blanchard. Les vers du sang.

E. Périer. Hygiène alimentaire des enfants.

J. Comby. Érythème pulsatile.

L. Poisson Adénopathies tuberculeuses.

M. Bureau. Les Variétés.

G. Martin Myopie, Hypermétropie, Astigmatisme.

Mauclaire et de Bovis. Des Angiomes.

J. Garel. Rhinoscopie.

A. Robin. Ruptures du cœur.

DES
ENDOCARDITES AIGUËS

PAR

Le Dr A. MARTHA

Ancien interne des Hôpitaux

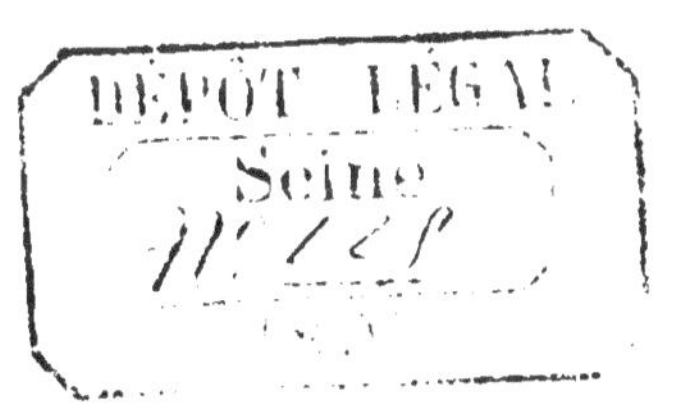

PARIS

RUEFF ET Cie, ÉDITEURS

106, BOULEVARD SAINT-GERMAIN, 106

1895

ENDOCARDITES AIGUES

AVANT PROPOS

Les endocardites étaient considérées, il y a une dizaine d'années encore, comme des affections particulières qu'on avait eu le soin de classer de différentes façons : la classification reposait tantôt sur l'ensemble des symptômes observés, tantôt sur les signes anatomiques trouvés à l'autopsie.

Nous verrons que, grâce aux travaux de ces dernières années, l'étude des endocardites a été simplifiée d'une façon très heureuse, puisque les anciennes suppositions ont été remplacées par les données nouvelles fournies par la *bactériologie*.

C'est en effet la *bactériologie* qui a permis d'établir avec précision le domaine des endocardites.

On admet encore aujourd'hui la division en *endocardites aiguës et chroniques*. Mais ces affections
de la séreuse cardiaque sont *toutes* produites par
la présence de *micro-organismes*, les formes chroniques n'étant que les suites plus ou moins éloi-
gnées des endocardites aiguës.

Ces données nouvelles si importantes reposent
non seulement sur l'anatomo-pathologie et la bactériologie, mais encore sur la *bactériologie expérimentale*, qui a permis de créer, sur des animaux,
des endocardites diverses, en quelque sorte à la vo-
lonté de l'opérateur.

Certes, il n'existe encore qu'un petit nombre
d'endocardites dans lesquelles on connaisse d'une
façon complète les microbes. Cependant, par analogie, il est tout naturel d'admettre que ce qui
se passe pour l'*endocardite pneumonique*, par
exemple, ait lieu également dans d'autres intoxications.

CHAPITRE PREMIER

HISTORIQUE

L'inflammation de l'endocardite était connue depuis longtemps; *Guy de Chauliac*, *Morgagni* et *Sénac* avaient signalé que la surface profonde du cœur était quelquefois rouge et épaissie. Mais toutes ces observations sont décrites d'une façon incomplète et confuse par ces auteurs, qui n'y attachent aucune importance.

En 1815, *Kreysig* décrit, sous le nom de *cardite polypeuse*, une lymphe plastique qui se forme sur la membrane interne du cœur dans certains cas d'inflammation. Il montre que l'endocarde présente parfois un épaississement cartilagineux, des concrétions ossiformes, des végétations.

Allan Burns[1] en 1809 insistait sur la présence d'amas fibrineux sur la face interne des oreillettes. En 1812 *Wells* constatait la présence de végétations à la face profonde du cœur. *Mathieu Baillie* signalait en 1815 un état spécial des valvules caractérisé par une inflammation véritable et le dépôt d'une lymphe plastique.

En 1819 *Laënnec*, dans son *Traité de l'auscultation médiate*, signale la cardite, les polypes et les concrétions du cœur. Il fait mention des plaques cartilagineuses qu'on rencontre assez fréquemment sur les parois intérieures des ventricules, et particulièrement du ventricule gauche; mais pour lui elles ne sont pas le résultat d'une inflammation.

En 1821 parut à Londres le *Traité pratique des maladies inflammatoires, organiques et sympathiques du cœur*, de *H. Rœder*

On y cherche en vain la description de l'endocardite; l'auteur remarque, sans y insister, que la

---

1. Voir *Endocardite* du Dictionnaire de Dechambre. Nous avons fait un grand nombre d'emprunts à l'article de MM. Barié et Héricourt.

membrane qui double les cavités du cœur est souvent très rouge et très enflammée. La thèse de
Simonet (1824) sur la *cardite* ne contient que des
notions très vagues à propos de quelques lésions
constatées sur la face profonde du cœur.

« Ainsi donc[1] si certaines des altérations de la
séreuse intime du cœur ont été relevées par
quelques anciens auteurs, ceux-ci l'ont fait, au
courant de l'autopsie, pour ainsi dire, sans y atta-
cher d'importance particulière, et nul n'a dû y
voir les caractères d'une affection toute spéciale,
non décrite encore, ayant des lésions propres et sa
symptomatologie bien à elle: *Kreysig* seul parait
avoir entrevu la nature inflammatoire de la maladie, mais là se borne sa découverte, dont il est
équitable d'ailleurs de relever l'importance. »

Dans leur *Traité des maladies de cœur et des
vaisseaux, Bertin* et *Bouillaud* (1824) ne prononcent
pas le mot d'*endocardite*; ils signalent cependant
l'inflammation de la membrane interne du cœur,
qu'on rencontre dans les fièvres graves, et qui

1. *Endocardite*, in Dictionnaire de Dechambre, page 440.

peut se terminer par la formation de dépôts cartilagineux ou osseux.

Laënnec accepta ces données nouvelles; et dans
la seconde édition de son traité (1826) il insiste
longuement sur l'inflammation de la membrane
interne du cœur et des gros vaisseaux. Cette maladie cependant lui paraît être une affection fort
rare; les végétations de l'endocarde, à moins d'être
nombreuses, doivent gêner fort peu le mouvement
des valvules, dit-il, et par conséquent elles ne
doivent donner aucun signe de leur présence.

Ce n'est qu'en 1835 que les maladies de l'endocarde sont nettement décrites, étudiées avec soin;
Bouillaud, en effet, dans son *Traité clinique des
maladies du cœur*, en fait une description complète.
De suite[1] il distingue de l'inflammation de la membrane interne du cœur en général, une plegmasie
localisée aux lames valvulaires, qu'il propose
d'appeler *cardivalvulite*, et en étudie les lésions
anatomiques, les causes, les symptômes.

En 1836 paraissent ses *Nouvelles Recherches sur*

---

1. *Endocardite*, in Dictionnaire de Dechambre, page 441.

*le rhumatisme articulaire aigu en général et spé-
cialement sur la coïncidence de la péricardite et
de l'endocardite dans cette maladie*, dans lesquelles
la corrélation du rhumatisme et des affections du
cœur était nettement indiquée : « Dans le rhumatisme aigu intense, généralisé, la coïncidence d'une
péricardite ou d'une endocardite est la règle, la loi,
et la non-coïncidence, une exception. Dans le rhumatisme articulaire aigu léger, partiel, apyrétique,
la non-coïncidence est la **règle** et la coïncidence
l'exception. »

En 1852 *Senhouse Kirkes* décrivit une forme
particulière d'endocardite dans laquelle il fit
ressortir la relation qui existe entre les ulcérations de l'endocarde et les phénomènes généraux
graves qui se développent chez les malades. C'est
l'endocardite ulcéreuse, typhoïde.

Déjà certains observateurs avaient mentionné
des ulcérations de l'endocarde, à l'autopsie de
sujets qui pendant la vie avaient eu des phénomènes
typhoïdes. Mais ces symptômes n'étaient pas
regardés comme dépendant des lésions cardiaques.

Bouillaud[1] mentionne très formellement l'endocardite typhoïde, mais sans lui donner sa légitime signification: il oppose l'une à l'autre les deux formes de l'endocardite qu'il admet : « La première de ces deux formes ou espèces constitue, dit *Bouillaud*, une affection purement et franchement inflammatoire, telle est l'endocardite qui éclate sous l'influence des grandes vicissitudes atmosphériques, soit qu'elle se développe seule, ce qui est rare, soit qu'elle se manifeste comme coïncidence d'un violent rhumatisme articulaire aigu ou d'une pleurésie, ou d'une pleuro-pneumonie. C'est là ce que nous pouvons appeler l'endocardite simple, l'endocardite inflammatoire.... La seconde forme ou espèce est celle qui se rencontre dans les maladies dites typhoïdes, putrides ou septiques. Sans doute, l'endocardite inflammatoire est, comme dans la précédente, l'élément essentiel, mais cet élément est tellement modifié par l'élément typhoïde surajouté, qu'il convient réellement de ne pas confondre l'endocardite de cette espèce avec l'endocardite

---

1. L'article *Endocardite*, du Dictionnaire de Jaccoud, page 237. Revor. *L'Endocardite aiguë*, chez Masson ,1893 .

simple inflammatoire; et pour les distinguer nous
lui donnerons le nom d'endocardite typhique,
ayant bien soin de prévenir que par cette dénomi-
nation nous entendons uniquement distinguer une
endocardite modifiée par sa coïncidence avec un
état typhoïde, et non une endocardite qui donne
lieu par elle-même à des phénomènes typhoïdes. »

C'est donc véritablement à *Kirkes* (1852) que
revient l'honneur d'avoir relevé les rapports de
certains états généraux graves avec la présence
d'ulcérations sur l'endocarde. Il montra les conséquences redoutables de la migration des concrétions
valvulaires sur la circulation périphérique et pulmonaire; selon lui la fibrine divisée pouvait donner
naissance à une infection du sang qui se traduisait
par des symptômes typhoïdes[1]. « Les concrétions
d'un certain volume obstruent un vaisseau d'un
volume variable et proportionnel au volume du
corps étranger; les concrétions réduites à l'état de
parcelles granuleuses se mélangent à la masse du
sang et l'altèrent en produisant des accidents

---

1. Nous avons pris ces renseignements historiques dans l'article
Endocardite du Dictionnaire de Dechambre, page 466.

semblables à ceux du typhus, de la phlébite et d'autres maladies où le sang a subi de profondes modifications. »

W. Ogle[1] publia un cas de cette nouvelle maladie, dans lequel l'ulcération occupait la lame antérieure de la mitrale ainsi que les parois gauche et antérieure de l'oreillette gauche.

La conception de *Kirkes* fut généralement adoptée par un grand nombre d'auteurs qui cherchèrent à démontrer qu'il y avait identité de structure entre les produits d'élimination des ulcérations endocardiques et les bouchons qui obstruaient les capillaires au niveau des infarctus.

Les travaux de *Virchow* (1856), de *Westphal* (1861), signalent la fréquence de l'endocardite ulcérative dans l'*état puerpéral*, fait signalé déjà (1854) par *Simpson*. *Virchow*[2], qui trouvait dans ces observations la confirmation de la théorie de l'embolie, constata que les capillaires obstrués contenaient une matière semblable à celle qui se

1. *Transact. path. Soc.*, 1859, page 131.
2. *Essai sur la nature des endocardites infectieuses*, par le D‍r G. Lion. Paris, 1890,

formait au niveau des valvules malades, sorte de détritus de consistance pultacée, qui sous le microscope paraissait opaque, résistait à peu près absolument à l'action des réactifs énergiques, et présentait par conséquent des caractères micro-chimiques importants.

Plus tard *Charcot* et *Vulpian*[1], *Lancereaux*[2], étudiaient ces variétés cliniques de la maladie. En Allemagne, *Rokitansky*[3], *Beckmann*[4], *Bamberger*[5], *Friedreich*[6], signalèrent des faits analogues.

Aucun de ces auteurs ne se prononça sur la nature des granulations découvertes par *Virchow*; mais *Lancereaux* eut le mérite de voir et de dessiner le premier de petits bâtonnets provenant du fond d'une ulcération.

En France on commençait à élever des doutes sur la théorie pathogénique acceptée jusqu'alors. *Hardy* et *Behier*[7] n'admettaient pas que la lésion

---

1. *Société de biologie*, 1862.
2. *Gaz. médic. de Paris*, 1862.
3. Rokitansky. *Lehrbuch d. path. Anat.*, 1855.
4. Beckmann. *Archiv f. path. Anat.*, 1857 et 1860.
5. Bamberger. *Lehrbuch d. Krankh. des Herzens*, 1857.
6. Friedreich. *Archiv f. path. Anat.*, 1861.
7. Hardy et Behier. *Traité de pathologie interne*, 1864, 2ᵉ édition.

de l'endocarde fût capable de produire à elle seule les phénomènes généraux observés. Pour eux l'endocardite ulcéreuse tirait ses caractères anatomiques particuliers de ce qu'elle se développait chez des sujets *affaiblis* et *cachectiques*.

En 1865 *Duguet* et *Hayem*[1] communiquèrent à la Société de biologie un important travail sur un cas d'endopéricardite ulcéreuse à forme typhoïde, dans lequel ils établirent que la lésion cardiaque n'était pas le point de départ de l'affection.

Les premiers ils insistèrent sur les propriétés qui distinguent les *embolies simples* produites par des parcelles détachées des vaisseaux dans l'athérome, par des fragments de végétations parties du cœur dans l'endocardite rhumatismale, des *embolies septiques* provenant de l'endocardite ulcéreuse. Ils se demandèrent pourquoi les embolies simples n'occasionnaient qu'un simple ramollissement, qu'une simple nécrobiose des tissus privés de sang, tandis que les embolies septiques donnaient lieu à un processus particulier, *diphthéritique* des Alle-

---

1. DUGUET et HAYEM. *Note sur un cas d'endopéricardite ulcéreuse à forme typhoïde.* Soc. de biol., 1865.

mands, et produisaient un détritus de nature spéciale susceptible d'amener par son mélange avec le sang l'éclosion de phénomènes d'infection générale.

Une étude histologique approfondie leur permit de voir qu'à côté de l'endocardite et de la péricardite, il existait des altérations des autres organes et du sang analogues à celles que l'on rencontre dans les formes malignes de la fièvre typhoïde. D'après eux l'endocardite ulcéreuse n'était qu'une maladie générale, maligne et grave d'emblée, caractérisée par des lésions viscérales multiples et particulièrement par des lésions du cœur. Après avoir reconnu ce que le terme d'endocardite ulcéreuse avait de défectueux, ils jugèrent que, dans l'état actuel de leurs connaissances, il leur était impossible de déterminer le nom qui convenait à la maladie.

Cette nouvelle conception[1] fut adoptée par *Desplats*[2], par *Kelsch*[3] et par la presque totalité des auteurs français.

1. G. Lion, page 9, *loc. cit.*
2. Desplats. *De la nature de l'endocardite ulcéreuse.* Thèse Paris, 1870.
3. Kelsch. *Progrès médical.* 1875, pages 517 et 551.

« Ainsi l'école française[1] se mettait entièrement en opposition avec l'école allemande. A la notion de maladie primitivement locale devenant par la suite générale, elle opposait la notion de maladie générale d'emblée à localisation spéciale sur l'endocarde. Elle dissociait les phénomènes et distinguait, d'une part, les manifestations multiples de l'infection et en particulier les productions cardiaques, d'autre part les lésions mécaniques secondaires dues aux embolies. »

Grâce à la *bactériologie*, cette question si discutée de l'*endocardite* allait recevoir une solution.

Déjà en 1855 *Rokitansky*[2] avait indiqué pour la première fois les bactéries de l'endocardite ulcéreuse; *Virchow* en 1856 montra que les granulations gris jaunâtre résistant aux acides et aux bases, qu'il avait observées, étaient des micro-organismes développés dans le tissu ramolli des valvules. Depuis lors les recherches se sont multipliées, et de nombreux travaux ont été entrepris sur les microbes pathogènes de l'endocardite infectieuse.

1. G. Lion, *loc. cit.*
2. Rokitansky. *Lehrbuch d. path. Anat.*, page 387, tome I.

En 1869 *Winge*[1] rapporte l'observation d'un individu qui à la suite d'une légère blessure à la plante du pied est pris de frisson, sueur, diarrhée, etc., et meurt en 25 jours. A l'autopsie existe une endocardite ulcéreuse et végétante, occupant les deux cœurs, et des embolies dans le cœur, la rate, le rein gauche et les poumons[2].

Les végétations intracardiaques, les infarctus du rein et du cœur sont formés d'organismes microscopiques qui ont l'aspect de chapelets composés d'articles courts arrondis ou en forme de bâtonnets : ces corpuscules résistent à l'action des alcalis et des acides.

Pour *Winge* ce sont des *organismes parasitaires* qui ayant pénétré dans le sang au niveau de la petite plaie plantaire ont été transportés par les veines jusqu'au cœur droit: il propose de désigner l'affection par le nom de *mycose de l'endocarde*.

En 1872 Hjalmar Heiberg[3] rapporte un cas d'endocardite puerpérale qu'il rapproche de celui

1. WINGE. *Nordisk med. Archiv.*, II Bd. 1869. Christiania.
2. Voir LION, *loc. cit.*
3. HJALMAR HEIBERG. *Archiv. f. path. Anat.*, 1872.

de *Winge*. Les végétations de la mitrale et les
embolies des reins et de la rate contiennent des
micro-organismes de forme régulière : ils sont dis-
posés en chaînettes composées de nombreux articles. La plaie utérine a servi de porte d'entrée.

Peu à peu la littérature médicale s'enrichit
d'observations analogues publiées en France et à
l'étranger[1].

« Mais tous ces auteurs, dit *Lion*[2], n'étaient pas
encore en possession de moyens suffisants pour
l'étude des bactéries. Les diverses méthodes de
coloration, les procédés de culture, étaient en effet
indispensables pour déterminer la nature et les
caractères des éléments observés.

1. Nous citerons les auteurs suivants : EBERTH. *Korrespondenzblatt f. Schweizer Aerzte*. 1872, et *Archiv. f. path. An. u. Phys.*,
1873. — WEDEL. *Mycosis Endocard.* Inaugur. Dissert. Berlin, 1873.
— LARSEN. *Nord. Magot. f. Lägerdsk*, 1873. — KELSCH. *Note pour
servir à l'histoire de l'endocardite ulcéreuse*, in *Progrès médical*,
1873. — EISENLOHR. *Berlin. Klin. Woch*, 1874. — PURSER. *Dublin
Journal of med. scien.*, 1877. — KOESTER. *Archiv. f. Path. An. u.
Phys.*, 1878. — G. SÉE. *Gazette médicale de Paris*, 1879. —
HAMBURG. *Ueber akute Endocarditis in ihrer Beziehung zu Bak-
terien.* Berlin, 1879. — FERNET. *France médicale*, 1885, etc., etc.
Nous renvoyons le lecteur, pour la partie bibliographique, à la
thèse de Lion, et à l'article de Barié et Héricourt in Dict. de
Dechambre.

2. *Loc. cit.*, page 11.

« On savait que les végétations et les infarctus contenaient toujours des micro-organismes, mais, pour établir sur des bases inébranlables la théorie de *Winge*, il fallait prouver que ces microbes s'étaient déposés et développés sur les valvules pendant la vie, qu'on les pouvait rencontrer dans le sang des malades, que ce n'étaient pas de simples agents de la putréfaction. Il fallait encore décider si dans tous les cas l'agent infectieux était le même, si l'on était en présence d'une affection spécifique ou d'une maladie secondaire, d'une localisation commune à différentes espèces morbides. Enfin on devait tenter de reproduire expérimentalement l'endocardite chez les animaux. »

En 1881 *Netter*[1] établit le premier, dans un mémoire présenté au concours de la médaille, que *les microbes existent dans le sang des malades pendant la vie*. En étudiant ces microbes dans différentes maladies, *Netter* en trouve de différentes espèces ; il arrive à cette conclusion importante à savoir que l'endocardite *n'est pas une maladie spéciale*.

---

1. *Bulletin de la Société clinique de Paris*, 1885.

mais une des manifestations de plusieurs états infectieux.

En 1884 *Grancher*[1] démontre par la culture du sang d'un malade la présence dans l'organisme pendant la vie d'un microbe semblable à celui qu'il retrouve dans les végétations du cœur après la mort.

Grâce aux progrès réalisés dans la technique bactériologique, et en particulier à l'emploi des cultures sur plaque de gélatine ou de gélose, on parvient à isoler et à déterminer les différentes espèces de micro-organismes qui peuvent se rencontrer dans l'endocardite infectieuse.

En 1885, *Wyssokowitsch*[2] et *Weichselbaum*[3] constatent la présence, le premier, du staphylo-. coccus pyogenes aureus à l'état isolé; le second, du même microbe associé au staphylococcus pyogenes albus et au streptococcus pyogenes.

Netter[4], en 1886, dans une intéressante étude sur

1. GRANCHER. *Société médicale des hôpitaux*, 1884.
2. WYSSOKOWITSCH. *Versammlung deutscher Aerzte*, etc., in *Strasburg sept.*, 1885.
3. WEICHSELBAUM. *Wien. med. Blätter*, mai et juin 1885.
4. NETTER. *De l'endocardite végétante d'origine pneumonique*, in *Arch. physiol.*, 1886.

l'endocardite végétante d'origine pneumonique, arrive à des résultats nouveaux : pour la première fois le microbe incriminé est suivi de la lésion pulmonaire qui lui sert de porte d'entrée, jusque dans le sang pendant la vie, et jusque dans les lésions valvulaires après la mort.

L'endocardite, d'après les auteurs, n'était regardée que comme complication possible, mais rare, de la pneumonie, comme une affection due à la propagation par contiguïté de la phlegmasie pulmonaire. Dans son travail, *Netter* arrive aux conclusions suivantes :

« Au cours de la pneumonie ou pendant la convalescence, on peut voir apparaître l'endocardite végétante ulcéreuse.

« La végétation, dans le plus grand nombre de ces cas, est liée à l'arrêt et au développement sur l'endocarde du microbe pathogène de la pneumonie.

« En inoculant les fragments de ces végétations, on peut faire apparaître chez différentes espèces animales une maladie transmissible par inoculation et identique à celle que l'on obtient en inoculant soit le suc pneumonique, soit les cultures de pneumocoques.

« Pour déterminer une endocardite pneumococcique chez des animaux auxquels on fait des inoculations de produits pneumoniques, il suffit, le jour même ou la veille, de produire un traumatisme, même superficiel, à la face interne du cœur.

« L'intermédiaire entre la pneumonie et l'endocardite pneumonique est le sang; nous y avons démontré la présence du pneumocoque dans deux cas de pneumonie, dont l'un s'accompagnait précisément d'endocardite végétante.

. . . .

« La pneumonie a d'autant plus de chances d'entrainer une endocardite qu'elle est plus infectante.

Ainsi l'endocardite s'observe plutôt dans la pneumonie épidémique, dans les formes bilieuses malignes.

« Les conditions qui affaiblissent préalablement l'organisme la favorisent. Ainsi s'explique l'influence de la grippe, de la grossesse, des chagrins. »

Netter a donc démontré la nature et le mode de

production de l'une des principales formes de l'endocardite infectieuse.

A partir de ce moment, les travaux sur des sujets analogues se multiplient, et les conclusions des auteurs sont semblables ou à peu près à celles que *Netter* avait émises si heureusement pour l'endocardite pneumonique.

Wyssokowitsch[1], *Lancereaux* et *Netter*[2], *Bonome*[3], *Vinay*[4], *Ziegler*[5], *Cornil* et *Babès*[6], *Fraenkel* et *Saenger*[7], *Perret* et *Rodet*[8], *Gilbert* et *Lion*, *Girode*, cultivent et expérimentent un grand nombre de microbes différents.

« L'endocardite ulcéreuse » n'était donc pas l'entité morbide qu'avait créée *Kirkes*. Ce n'était pas une maladie spécifique, reconnaissant toujours pour cause un même agent pathogène comme la

---

1. Wyssokowitsch. *Archiv. f. path. Anat. u. Phys.*, 1886.
2. Lancereaux et Netter. *Union médicale*, 27 et 29 juillet 1886.
3. Bonome. *Archiv. ital. de biol.*, 1887.
4. Vinay. *Lyon medical*, 25 mars 1888.
5. Ziegler. *Lehrb. der path. Anat.*, 1887.
6. Cornil et Babès *Les bactéries*.
7. Fraenkel et Saenger. *Arch. f. path. Anat. u. Phys.*, 1887.
8. Perret et Rodet. *Soc. med.*, Lyon, 1885; *Clin. méd.*, Hôtel-Dieu de Lyon.
9. Lion, *loc. cit.*

fièvre typhoïde, comme la pneumonie; c'était au contraire une lésion commune à des espèces multiples, capables de s'implanter sur l'endocarde, lésion qui ne représentait que l'une des principales atteintes de l'organisme.

« Elle pouvait se rencontrer dans nombre de maladies infectieuses, telles que la pyohémie, l'érysipèle, la fièvre puerpérale, la pneumonie, etc., étant alors le produit des organismes propres à cette maladie; elle pouvait aussi se développer en dehors de toute maladie concomitante, mais même dans ces cas elle n'était pas toujours due au même microbe ».

Une fois que ces micro-organismes divers ont été suffisamment connus et étudiés, *on les essaya chez les animaux*, et l'on tenta de produire l'endocardite infectieuse.

Les premières tentatives n'avaient pas été heureuses. *Winge* avait inoculé sous la peau d'un lapin des parcelles provenant des thrombus cardiaques de son malade. *Heiberg* avait fait des expériences analogues; mais ses inoculations avaient été pratiquées dans la cavité péritonéale. Ces deux essais étaient restés infructueux.

Ce fut *Rosenbach*[1] qui produisit le premier des endocardites expérimentales, par lésion mécanique des valvules aortiques. Il introduisait un stylet dans la carotide d'un lapin, et le poussait jusque dans le ventricule gauche.

Lorsque l'instrument était aseptique, il retrouvait la perforation, mais ne constatait pas l'existence d'une trace d'endocardite. Avec un instrument sale chargé de microbes, l'expérience était suivie d'accidents; il se développait, autour de la perforation, des végétations et des dépôts fibrineux pouvant donner naissance à des embolies.

Orth et *Wyssokowitsch*[2] reprirent ces expériences et les confirmèrent; *Wyssokowitsch*[3] ne réussit pas tout d'abord à créer des endocardites, soit en injectant à des lapins, dans les veines, différentes espèces de micro-organismes, soit en sectionnant ou perforant les valvules. Mais si, après cette opération, il

1. Rosenbach. *Arch. exp. Path.*, 9 Bd.; *Breslauer ærztliche Zeitschrift*, n° 9, 1881.
2. *Ueber Untersuchungen Betreffs der Aetiologie der akuten Endocarditis. Wien. Mediz. Woch.*, 1885; *Archiv. f. path. An. u. Phys.*, 1886.
3. Hanot, *loc. cit.*

injectait rapidement certaines cultures, il voyait apparaître une endocardite avec foyers emboliques. Il a obtenu des résultats positifs avec le staphylococcus pyogenes aureus et le streptococcus pyogenes.

Ainsi donc, d'après ces auteurs, il est possible de produire une endocardite infectieuse en introduisant dans le torrent circulaloire différentes espèces de micro-organismes; mais les résultats sont négatifs si les valvules n'ont pas été lésées préalablement. *Orth* alla jusqu'à admettre que, chez l'homme, l'endocardite infectieuse était toujours entée sur une lésion antérieure des valvules. *Ribbert* en 1886[1], *Bonome* en 1887, eurent des résultats également heureux en injectant à des animaux des cultures mélangées à des débris de pomme de terre ou de moelle de sureau, sans léser au préalable les valvules aortiques; ces débris représentaient de petites embolies.

Dès 1885 *Perret* et *Rodet*[2] avaient réussi à pro-

---

1. Ribbert. *Fortschritte der Medizin*, 1886.

2. Perret et Rodet. *Société des sciences médicales de Lyon*, 2e semestre, 1891; *Union médicale*, 1885, n° 154, page 779.

duire directement l'endocardite en injectant dans
le système circulatoire des débris de végétations
ou d'infarctus pulmonaire broyés dans l'eau, et des
cultures des microbes qui existaient dans ces parties.
Il est regrettable que dans ces expériences les
auteurs n'aient pas déterminé exactement les caractères des micro-organismes dont ils se sont servis.

Dreschfeld[1], en 1887, détermina dans deux cas,
une endocardite chez le lapin, avec un streptocoque qu'il avait isolé au niveau de bourgeonne-
ments valvulaires, et qu'il considérait comme spécial à la maladie.

Gilbert et *Lion* ont produit un nombre considérable de fois chez le lapin, et sans lésion valvulaire
préalable, des endocardites des mieux caractérisées.
Leurs expériences ont été faites avec un microbe
nouveau, trouvé dans un cas d'endocardite végétante chez l'homme. Le même microbe a été rencontré depuis dans trois nouvelles autopsies par *Girode*.
C'est l'histoire de ce nouvel agent infectieux qui a
été étudiée par *Lion* dans sa thèse en 1890.

1. DRESCHFELD, *Pathol. Society of Manchester*, oct. 1887.

Viti[1] a obtenu les mêmes résultats par l'inoculation soit dans l'appareil respiratoire, soit dans la cavité péritonéale.

Mannaberg, Vaillard et *Vincent* ont réalisé expérimentalement l'endocardite à l'aide de streptocoque ; *Josserand* et *Roux* ont provoqué des altérations valvulaires avec un staphylocoque retiré du sang d'une malade atteinte d'endocardite.

Leur observation est d'autant plus intéressante qu'ils ont pu produire chez des animaux des endocardites en leur injectant du sang recueilli sur le vivant.

Vanni a obtenu les mêmes résultats avec des cultures de pneumocoques.

« Tels sont les documents[2] qui ont établi sur des bases inébranlable. à l'aide du double critérium microbique et expérimental, la nature parasitaire de l'endocardite infectieuse. Nous avons tenu à les énumérer avec quelque détail pour bien mettre en relief la série ininterrompue des progrès de la

---

1. Viti. *Atti della Acad. dei Fisiocritici di Siena*, 1890. série IV, vol. 2.
2. Hanot, *loc. cit.*

doctrine, aujourd'hui universellement admise.

« Deux grandes découvertes ont inspiré tous ces travaux : celle de *Virchow*, dont la théorie de l'embolie a dirigé les premières recherches; celle de *Pasteur*, dont la méthode si féconde conduit à la véritable interprétation pathogénique de la maladie. »

CHAPITRE II

ÉTIOLOGIE

Les données actuelles fournies par la bactériologie ont nécessairement modifié l'*étiologie* des endocardites.

Il y a quelques années encore, on admettait une classification des endocardites, résumée en un tableau par *Martineau* dans sa thèse d'agrégation[1] :

Endocardite aiguë primitive : traumatique, a frigore.

Endocardite aiguë secondaire : rhumatisme, chorée, fièvres éruptives (variole, scarlatine, rougeole), diphthérie, érysipèle, érythème noueux, fièvre typhoïde, typhus, typhus récurrent, oreillons, syphilis, blennorrhagie, impaludisme, ostéomyélite, septicémie puerpérale, pyémie, tuberculose pulmonaire, li-

---

1. MARTINEAU. *Thèse d'agrégation*. 1864.

thiase biliaire avec angiocholite, cancer de l'estomac, mal de Bright.

Endocardite par propagation : péricardite, myocardite, aortite, pneumonie, pleurésie.

On trouve dans les articles spéciaux sur ces affections de longues dissertations sur la fréquence et la pathogénie des endocardites, sur leur évolution, etc.

Ces discussions ne peuvent plus avoir le même intérêt aujourd'hui que la nature de ces inflammations est connue et démontrée.

Autrefois, il y a quelques années encore, on en était arrivé à les diviser en *endocardites simples* et en *endocardites ulcéreuses, infectieuses*. Cette division répondait aux observations cliniques. C'est encore elle qu'on peut adopter aujourd'hui; il existe des *endocardites simples* et des *endocardites infectieuses*.

Ces deux formes correspondent à des *inflammations* à peu près semblables au point de vue anatomique et histologique. Mais, fait important, l'inflammation est produite par des *micro-organismes* qui viennent irriter la muqueuse cardiaque. Ces micro-organismes sont très variables; on les retrouve presque toujours quand on les cherche et qu'on sait les chercher.

L'endocardite sera *simple* à deux conditions : « premièrement, si le microbe pathogène évolue lentement, sans donner lieu à une pullulation trop grande; deuxièmement, si le terrain sur lequel va vivre ce micro-organisme présente une plus ou moins grande résistance. Un organisme déprimé, affaibli, etc., résistera mal, et l'endocardite deviendra facilement *infectieuse*, alors que dans d'autres conditions, sur un terrain propre à la lutte, sur un organisme qui n'a pas eu à supporter de grandes fatigues physiologiques, le même microbe vivra et se reproduira sans donner lieu à de grands accidents; ce sera une *endocardite simple*.

Rarement la maladie éclate chez des personnes robustes, de bonne santé antérieure; elle frappe bien plus souvent tous ceux qui sont dans l'état de misère physiologique, les gens affaiblis, fatigués, surmenés, mal nourris, les alcooliques. « Dans d'autres circonstances, l'endocardite maligne apparaît *secondairement* dans le cours d'une maladie générale; tantôt chez des sujets déjà porteurs d'une affection cardiaque, ancienne ou de date récente, qui semble être dans l'espèce une sorte d'appel pour les germes morbides à se localiser spécialement vers le cœur; tantôt elle se montre chez d'autres individus dont l'appareil cardiaque avait paru normal jusqu'alors[1]. »

On peut dire, en résumé, que cette double question et de la *nature virulente du microbe*, et du *terrain* sur lequel elle évoluera, est capitale dans les endocardites.

« L'endocardite[2] est, d'une façon générale, une des manifestations de l'infection, elle est le résultat de l'action sur l'endocarde, non pas d'un microbe pathogène, mais de microbes pathogènes très divers et dont le nombre augmentera encore.

« Il faut donc qu'aujourd'hui l'étiologie clinique cède le pas à l'étiologie bactériologique....

« Dans la majorité, sinon dans la totalité des cas l'endocardite est *fonction* de l'infection, fonction de divers microbes pathogènes, et c'est la nature

1. Dictionnaire Dechambre, *loc. cit.*, page 469.
2. Haxot, *loc. cit.*, pages 23 et suivantes.

du microbe qui fait la nature de l'endocardite....

« Un fait domine toute cette question : soit différence de nature du microbe, soit différence dans l'intensité d'action d'un même microbe, soit différence dans l'intensité de résistance de l'organisme, du terrain, les endocardites présentent *deux modes d'évolution* très dissemblables.

« Les unes ne sont pas seulement produits d'infection : elles sont encore *infectantes*. Le germe morbifique semble s'y renforcer comme dans une étape, y acquérir une fécondité et une intensité de virulence toute particulière, et en partir plus nocif pour envahir plus facilement les divers organes. Ce sont les endocardites dites malignes, typhoïdes ulcéreuses, etc.

« Les autres sont dites par opposition *simples*, *inflammatoires*, plastiques. Ici le germe paraît s'être épuisé dans le travail anatomo-pathologique qu'il vient d'accomplir : on dirait que, devenu inerte, il se désagrège et s'anéantit au milieu de la lésion qu'il a créée, qui seule persiste à l'état de néoplasie, pour ainsi dire banale, et nuisible seulement de par les troubles mécaniques qu'elle entraine. »

Nous avons tenu à citer en entier cette page de M. *Hanot* parce qu'elle résume, d'une façon complète, l'idée qu'on doit aujourd'hui se faire des endocardites *malignes* et *simples*.

On a cherché à établir le degré de fréquence des endocardites dans les *deux sexes*; il semble, d'après les quelques statistiques qu'on a dressées, que les *hommes* soient *plus souvent atteints* que les femmes. Sur 230 cas examinés à ce point de vue en particulier par *Bamberger*, 118 appartenaient à l'homme et 112 à la femme; d'autre part, dans 41 cas réunis par *Corson*, 28 fois il s'agissait du sexe masculin, et 13 seulement furent observés chez la femme. *Valleix* rassembla 28 cas : il y avait autant d'hommes que de femmes[1].

A tout âge l'endocardite peut s'observer, mais avec des degrés de fréquence variables. Avant la *trentième* année l'endocardite est très fréquente; elle est également assez commune dans l'enfance;

---

1 BARIÉ, *loc. cit.*, pages 444 et 445.

mais chez le vieillard elle perd de sa fréquence et de son intensité, et ne se présente que comme une poussée inflammatoire aiguë entée sur des processus chroniques antérieurs.

Les *enfants* sont *moins sujets* que les adultes aux inflammations endo-cardiaques, mais cette rareté relative a été très exagérée; sur 122 cas de maladies du cœur observés dans l'enfance, *West* a noté 71 observations d'endocardite pure, et dans une autre statistique plus étendue portant sur 105 cas où il y avait de l'endocardite il relève 75 faits dans lesquels l'altération de l'endocarde existait seule, 30 fois avec des symptômes aigus, 45 fois sous la forme chronique.

Les *Bulletins de la Société anatomique de Paris* contiennent également un certain nombre de cas intéressants.

« Cette fréquence relative, dit *Barié*, n'a rien qui doive étonner, car l'enfance est l'âge des fièvres éruptives, de la chorée de l'ostéo-périostite phlegmoneuse, qui ont surtout les deux premières affections, une influence si considérable sur la pathogénie des endocardites; il n'est pas jusqu'au rhumatisme qu'on ne puisse aussi invoquer très souvent comme cause prédisposante. »

Parfois au moment de la seconde enfance on peut voir apparaître les signes d'une affection congénitale du cœur jusqu'alors latente ; une *malformation* peut servir de point de départ à une altération secondaire de l'endocarde.

Comme chez l'adulte c'est principalement le cœur gauche qui est le siège de la maladie : les plus fréquentes sont les affections mitrales, puis viennent les cas de maladies mitrales compliquées d'affections aortiques, enfin les altérations aortiques isolées.

Chez le *nouveau-né* la maladie est très rare : Parrot n'a rencontré que trois cas d'endocardite parmi les nombreuses autopsies qu'il a faites aux *Enfants-Assistés* pendant une période de six années consécutives.

On a prétendu que *l'endocardite était exceptionnelle chez le fœtus*; mais il n'en est rien. C'est ainsi que *Rauchfuss* (de Saint-Pétersbourg) en a réuni 257 cas : presque toujours ces altérations siégeaient dans le *cœur droit*. Dans un cas *Barth*[1]

---

1. Barth. *Bull. Soc. anat.*, Paris, 1880.

avait pu reconnaitre l'affection avant l'accouchement par la constatation d'un bruit de souffle
systolique au lieu d'élection des battements du
cœur fœtal; l'enfant mourut pendant l'accouchement, et à l'autopsie on constata une insuffisance
tricuspidienne produite par des végétations.

L'endocardite fœtale peut exceptionnellement
occuper les *cavités gauches*.

Lion a cherché à donner une classification des
endocardites qui répondit le plus exactement possible à nos connaissances sur ce sujet. Il les divise
en *endocardites produites par des microbes non
encore rencontrés dans d'autres affections,* et en
*endocardites produites par le microbe spécifique
d'une maladie déterminée.*

A. *Endocardites produites par des microbes non
encore rencontrés dans d'autres affections :* 1° le
bacille de Lion; 2° le *bacillus endocarditis griseus*
de Weichselbaum; 3° le *micrococcus endocarditis
rugatus* de Weichselbaum; 4° le *bacillus endocarditis capsulatus* de Weichselbaum; 5° un bacille
immobile, fétide, de Fraenkel et Sænger; 6° un
bacille non cultivable de Weichselbaum.

B. *Endocardites produites par le microbe spéci-fique d'une maladie déterminée* : 1° les endocardites à microbes pyogènes proprement dits, qui peuvent se développer dans le cours de la pyohémie ou de la septicémie (staphylococcus pyogenes albus et aureus streptococcus pyogenes) dans le cours de l'érysipèle ou de la fièvre puerpérale (streptococcus pyogenes). C'est dans cette catégorie que se rangent les endocardites par infection secondaire, telles qu'on peut les rencontrer dans les fièvres éruptives, dans la fièvre typhoïde ; 2° l'endocardite pneumonique, qui est peut-être la mieux établie et la mieux connue aujourd'hui ; 3° l'endocardite de la fièvre typhoïde (forme à bacille typhique) ; 4° l'endocardite tuberculeuse ; 5° probablement aussi les endocardites suivantes, dont les recherches bactériologiques n'ont pas encore démontré absolument la nature : l'endocardite rhumatismale, l'endocardite blennorragique, l'endocardite palustre, les endocardites des fièvres éruptives, l'endocardite de la diphtérie, de la grippe, de la lèpre, de la syphilis, du cancer, du mal de Bright, de la goutte, dans les cas où ces endocardites ne sont pas consécutives à une septicémie ou à une pyohémie secondaire.

Dans cette classification des endocardites proposée par *Lion*, il faut, selon nous, éviter de donner trop d'importance aux endocardites produites par des microbes non encore rencontrés dans d'autres affections : ce sont plutôt des curiosités bactériologiques, souvent très discutables, tels que le bacillus endocarditis capsulatus de *Weichselbaum*, le bacille non cultivable de *Weichselbaum*, etc.

La partie la plus intéressante est évidemment celle qui se rapporte *aux endocardites produites par le microbe spécifique d'une maladie déterminée*. Nous serons donc bref à propos des premières et nous donnerons un plus grand développement aux secondes.

Dans le cours de ces différentes maladies que nous avons rapidement passées en revue, l'endocarde n'est pas atteint avec la même intensité et la même fréquence ; elle est rare dans quelques-unes et fréquente dans d'autres.

On peut même établir une certaine règle. Le *rhumatisme* de toutes les causes d'endocardites occupe la première place; près du quart des malades atteints de rhumatisme présentent des signes d'endocardite. Ainsi que l'a montré *Bouillaud*, c'est surtout dans le rhumatisme aigu polyarticulaire que l'on observe des complications vers l'endocarde[1]. Le plus souvent l'endocardite survient dans la période d'état de l'attaque, ordinairement pendant le premier ou le second septenaire. Cependant, dans certains cas, le rhumatisme a *frappé d'emblée le cœur*, et la cardiopathie a précédé de plusieurs jours la détermination de l'affection sur les articulations[2].

Ordinairement c'est le *cœur gauche*, au niveau de l'orifice auriculo-ventriculaire ou de la valvule qui le ferme qui est le siège de l'endocardite rhumatismale.

La *chorée* est très souvent la cause d'endocardite, et, d'après *Roger*, cette influence se retrouverait dans le tiers des cas. Chez certains malades la

---

1. Barié, *loc. cit.*, pages 450 et suivantes.

2. Ces endocardites préarthropathiques ont été rapportées : Trousseau. *Clinique médicale de l'Hôtel-Dieu*; Gubler, *Union médicale*, fév. 1865; Fernet, *Thèse de Paris*, 1865; Martineau, *Thèse d'agrégation*, 1866.

première manifestation morbide est l'affection cardiaque; chez d'autres c'est la chorée; chez d'autres le rhumatisme ouvre la scène; enfin, dans la plupart des cas, le cœur, le système nerveux et les articulations sont pris en même temps.

La *scarlatine* est la fièvre éruptive qui se complique le plus souvent d'endocardite. Comme l'a montré *Martineau*[1], cette endocardite survient soit pendant la période d'état ou d'éruption de la scarlatine, soit pendant la convalescence, soit en même temps que les douleurs articulaires.

Dans la *rougeole*, l'endocardite est rare, bien que *Wunderlich* ait soutenu qu'après le rhumatisme articulaire aigu la cause la plus fréquente de l'endocardite appartenait à la rougeole. Dans les quelques cas observés, l'endocardite éclatait soit pendant la convalescence, soit pendant la période d'éruption.

L'endocardite n'apparaît pas souvent dans le cours de la *variole*. Les travaux de *Simonet*[2], de

1. MARTINEAU. *Union médicale*, 1864.
2. SIMONET. *Cardite générale et partielle*. Thèse Paris, 1824.

Duroziez[1], de *Desnos* et *Huchard*[2], de *Brouardel*[3], ont montré que l'endocardite était assez fréquente dans les varioles cohérentes et rare dans les varioles discrètes.

L'endocardite varioleuse siège habituellement dans le ventricule gauche, rarement dans l'oreillette; elle n'est pas limitée au bord libre des valvules; elle occupe soit la face auriculaire de la valvule mitrale, soit la face ventriculaire des valvules aortiques, ou même la surface de l'endocarde du ventricule gauche. Un des lieux d'élection, d'après *Brouardel*, se trouve entre la mitrale et les sigmoïdes de l'aorte, au niveau de la zone où se produisent les rétrécissements sous-aortiques. Sur le bord libre des valvules il est assez rare de constater la présence de végétations. Le plus habituellement c'est au *huitième* ou au *neuvième* jour de l'exanthème que se manifestent les premiers signes de la complication du côté du cœur, qui débute et évolue sourdement.

1. Duroziez. *Gazette des hôpitaux*, 1867.
2. Desnos et Huchard. *Union médicale*, 1870-71.
3. Brouardel. *Arch. gén. de méd.*, décembre 1874.

Les cas d'endocardite dans l'*érysipèle* ne sont pas très nombreux : signalée par *Gubler* en 1864, elle a été étudiée depuis principalement par les auteurs français.

L'*érythème noueux* est suivi de complications du côté du cœur ; cette endocardite ne présente rien de particulier.

La *fièvre typhoïde* se complique souvent d'accidents du côté du cœur qui prennent parfois une place si importante qu'on a essayé de décrire une *forme cardiaque* de la dothiénentérie. Mais ces complications relèvent plutôt d'altérations dans le muscle cardiaque que de l'endocardite proprement dite : *l'endocardite comme lésion isolée est rare.*

Nous n'insistons pas sur les endocardites observées dans le cours d'autres affections, diphtérie, puerpérisme, périostite phlegmoneuse diffuse, blenorrhagie, mal de Bright, goutte, etc., etc., parce qu'elles ne présentent rien de particulier, et que pour plusieurs on n'est point parvenu encore à s'accorder.

Dans bon nombre de ces maladies on n'a pas eu sous les yeux le micro-organisme, soit que celui-ci ne soit pas encore connu dans l'affection qui semble avoir donné naissance à l'endocardite, soit qu'il n'ait pu être retrouvé au niveau de l'endocarde malade.

Le meilleur exemple qu'on puisse citer est celui de la *fièvre typhoïde*; le microbe est connu, bien étudié dans sa forme, ses caractères, et l'endocardite est fréquente, très fréquente même dans la fièvre typhoïde. Cependant les auteurs qui ont recherché le bacille spécifique au niveau des végétations ou de l'endocarde malade l'ont très rarement trouvé. Si bien qu'en se plaçant au point de vue *bactériologique* on est en droit de dire que l'*endocardite bactériologiquement typhique* est l'exception, alors que l'*endocardite cliniquement typhique* est en quelque sorte la règle.

CHAPITRE III

ANATOMIE PATHOLOGIQUE

Les *endocardites aiguës* sont caractérisées par diverses lésions qu'on retrouve à des degrés divers dans les autopsies ; elles présentent deux formes anatomiques différentes selon que le *travail inflammatoire ne va pas au delà de la période de formation* ou que les *produits phlegmasiques sont détruits par régression* : l'inflammation aboutit alors à l'ulcération. Aussi les auteurs ont-ils l'habitude, pour faciliter la description anatomique, de décrire : 1° une *forme simple ou végétante* ; 2° une *forme ulcéreuse*.

Aujourd'hui, avec les progrès fournis par la bactériologie, cette division anatomique est encore très rationnelle. Il suffira, pour compléter la description, d'ajouter à ces données fournies par l'observation directe ou microscopique, celles qui sont dues aux nouvelles connaissances fournies par la *bactériologie*.

Il est inutile, selon nous, de diviser à plaisir la description des lésions, de faire en quelque sorte un chapitre spécial pour chaque endocardite (rhumatismale, pneumonique, typhique, tuberculeuse, etc.), la science n'y gagne rien, et la clarté n'en est pas plus avancée, bien au contraire. A quoi sert de décrire toutes ces endocardites spéciales d'une façon spéciale? Elles rentrent toutes dans deux ou trois cadres, au point de vue macroscopique; la *bactériologie seule* permet de les différencier; c'est ce que nous étudierons à l'*anatomie bactériologique*. Nous nous contenterons maintenant de décrire les lésions macroscopiques des endocardites.

L'inflammation frappe le plus souvent le *ventricule gauche*; elle est partielle dans le plus grand nombre des cas, et limitée aux régions des valvules. Par ordre de fréquence, on sait que la mitrale est le plus souvent atteinte, puis les valvules sigmoïdes aortiques : « Dans bon nombre de cas[1] les valvules sont prises en totalité : insertions, lames membraneuses, tendons, tout est lésé; d'autres fois l'inflammation se restreint à un endroit très limité, et n'attaque qu'une seule valve. Pour la valvule mitrale, c'est surtout la valve la plus voisine de l'orifice aortique qui est atteinte la première.

Lorsque l'endocardite est plus restreinte, c'est toujours la face valvulaire tournée vers la colonne sanguine (face centrale) qui est la plus altérée; parfois même la face opposée (face pariétale) conserve les caractères de l'état normal. Cette disposition est la conséquence de ce fait général que le travail inflammatoire porte sur les points qui sont le plus exposés aux influences mécaniques de pression ou de distension. C'est pour ce motif que l'endocardite fœtale occupe surtout les cavités droites, où la tension est beaucoup plus considérable que dans le cœur gauche. Les orifices de

---

1. Dictionnaire de Jaccoud, article *Endocardite*, page 258, auquel nous avons emprunté un grand nombre de passages.

communication entre les ventricules provenant de la vie intra-utérine peuvent également devenir le siège de l'endocardite. Chez les vieillards, dont la circulation pulmonaire est depuis longtemps embarrassée, les valvules tricuspides et sigmoïdes pulmonaires présentent assez souvent des altérations qui résultent en général d'un travail inflammatoire chronique. »

L'inflammation envahit parfois les oreillettes, surtout la gauche.

Le tissu musculaire, dans certains cas, s'enflamme également, la myocardite étant, soit primitive, soit consécutive à la phlegmasie de la séreuse.

Le processus inflammatoire consiste dans la prolifération plus ou moins rapide des cellules du tissu conjonctif qui forme la couche profonde de l'endocarde, et dans la formation de nouveaux éléments qui s'organisent ou degénèrent; l'exosmose vasculaire n'y joue qu'un très petit rôle.

Au début l'endocarde serait rouge, ce que *Galien* avait déjà signalé. Cette teinte est tantôt rouge vif, écarlate, tantôt violet, lie de vin; le plus souvent

elle n'est pas disposée uniformément sur toute
l'étendue d'une ou plusieurs cavités; elle est ordinairement bornée à certains points, et se présente
sous forme de ponctuations, de taches miliaires ou
de fines arborisations vasculaires. Dans les cas de
fluxion intense, elle peut même aller jusqu'à la
production de petites ecchymoses, de véritables
hémorrhagies punctiformes.

Cette rougeur ne caractérise pas l'endocardite;
car souvent l'*imbibition cadavérique* en est la
cause. Le sang s'imbibe à travers les parois vasculaires, comme la bile à travers les parois de sa
vésicule, et colore en rouge livide les premières,
comme la bile colore les secondes en jaune ver-
dâtre. La rougeur inflammatoire diffère de celle de
l'imbibition cadavérique en ce qu'elle n'est pas
modifiée par les frictions et qu'elle résiste aux
lavages. Du reste cette distinction[1] n'est pas aussi
importante qu'on le pourrait croire, car on a rarement l'occasion d'observer l'injection vasculaire,
inflammatoire, qui en tant que phénomène initial

---

1. Dictionnaire Jaccoud. *loc. cit.*

échappe le plus souvent à l'examen et fait bientôt place aux lésions plus facilement appréciables en même temps que plus importantes qui frappent les éléments propres du tissu.

Il existe, phénomène important, une *tuméfaction* et une *diminution de consistance* causées par l'infiltration parenchymateuse des éléments du tissu conjonctif et de la substance interstitielle. Comme les corpuscules conjonctifs sont gonflés par l'exsudat qui a lieu dans leur intérieur, l'endocarde *perd son éclat*, son aspect poli et sa transparence : il paraît *trouble* et *hyalin*.

Cette tuméfaction des éléments du tissu conjonctif est accompagnée d'une *multiplication* plus ou moins abondante de ces éléments, phénomène qui amène un *épaississement* de la membrane.

Ces nouveaux éléments très abondants forment des corps ronds globuleux, contenant à leur centre un noyau; ils sont pressés les uns à côté des autres.

N'ayant pas une nutrition suffisante, ces éléments subissent à la longue la *dégénérescence granulo-graisseuse* et se transforment en un détritus dans lequel, plus tard, on ne reconnait plus trace d'organisation.

A cette période de prolifération cellulaire, on a un tissu mou, gélatineux, *inégal*, et comme *chagriné*; car cette prolifération n'est pas égale sur tous les points; ces granulations molles s'observent surtout sur les valvules. L'endocarde[1] n'est plus seulement grisâtre, opaque et turgescent, il est hérissé de petites villosités, de mamelons, de saillies lamelliformes qui ont été désignées sous le nom de *végétations*. Or ces lésions premières ont pour effet de modifier les rapports d'attractions entre le sang et le tissu, et les inégalités de la surface endocardiaque sont autant de points d'appel pour la coagulation de la fibrine, qui forme en se précipitant au sommet de chacune de ces excroissances morbides, comme autant de *stalactites verruqueuses*. Les coagula fibrineux, incessamment battus par l'ondée sanguine, sont parfois détachés par elle, mais souvent accrus aussi par la superposition de couches nouvelles. Ils constituent de

---

1. Dictionnaire Jaccoud, page 262

véritables *thromboses en miniature*, qui sont susceptibles de toutes les transformations propres aux coagulations sanguines; elles peuvent être reprises par absorption, ou dissociées et emportées par le sang, avec ou sans embolies consécutives, ou bien encore elles persistent en produisant, sur l'endocarde, des modifications irréparables; elles peuvent enfin subir le ramollissement simple.

Ce ramollissement débute toujours par les parties les plus anciennes; il se produit une dissociation des éléments du centre, il se forme peu à peu une cavité remplie par un liquide de la consistance d'une bouillie plus ou moins épaisse, blanche ou jaunâtre. Peu à peu ce liquide imbibe les couches périphériques; la masse tout entière participe au ramollissement, et l'ancien caillot fibrineux, dissocié, peut se liquéfier et aller se perdre dans le sang.

Telle est la *première phase des lésions*; la phlegmasie peut encore se terminer par résolution, et l'endocarde recouvrer son intégrité première. Mais à une période plus avancée, la restitution complète n'est plus possible, et les valvules subissent des modifications plus ou moins graves et irrémédiables.

Si la lésion continue à évoluer, l'endocarde présente alors soit la *forme végétante*, soit la *forme ulcéreuse*.

A. *Forme végétante ou plastique*. — Les éléments nouveaux engendrés par l'inflammation *persistent*, il existe une néoplasie conjonctive. Après avoir proliféré, les corpuscules conjonctifs ont continué leur travail formateur. Le tissu conjonctif, à la longue, a pris la place du tissu normal; les valvules acquièrent de ce fait une dureté et une rigidité spéciales.

Le tissu nouveau[1] acquiert la propriété de rétractibilité, et détermine un rétrécissement progressif de l'orifice ou une insuffisance persistante, en un mot l'exagération de toutes les modifications vicieuses préexistantes[2].

1. Dictionnaire Jaccoud, page 264.

2. C'est cette endocardite végétante qui marque le début de l'endocardite chronique, des insuffisances et rétrécissements des orifices cardiaques. Les phénomènes cliniques peuvent encore être aigus; mais de par ses lésions irrémédiables le cœur présente déjà le type de l'endocardite chronique.

Comme la transformation conjonctive n'est pas achevée et que l'inflammation n'est pas éteinte, les parties malades peuvent contracter des adhérences anormales; « les lames valvulaires se soudent entre elles ou avec la paroi ventriculaire; elles perdent leur mobilité, et quand la période de rétraction arrive, elles peuvent être réduites, par ratatinement graduel, sans perte de substance, à un bourrelet épais et inégal qui tapisse la circonférence de l'orifice; dans d'autres cas les lames ne sont pas effacées, mais soudées entre elles et rigides; elles figurent une sorte d'appendice immobile dont la forme rappelle celle d'un entonnoir; le sommet de l'infundibulum est une ouverture à diamètre immuable. Elle est ordinairement semi-lunaire à l'orifice mitral, et plutôt triangulaire aux orifices artériels.... »

Ces lésions, surtout fréquentes aux orifices, peuvent également se produire sur les parois des ventricules et des auricules; la transformation conjonctive des éléments proliférés entraîne alors des épaississements partiels, des callosités diffuses, des larges taches blanchâtres. *Förster* a décrit sous le nom d'*hypertrophie de l'endocarde* un épaississement général de la membrane interne d'une ou de plusieurs des cavités du cœur.

L'endocarde est le plus souvent *ridé*, épaissi surtout dans l'oreillette gauche, où l'endocarde présente alors une teinte jaunâtre, opaque, et semble avoir doublé d'épaisseur. Ces lésions sont moins marquées dans le ventricule.

L'inflammation peut envahir les *cordages tendineux* et les *muscles papillaires*: les cordes tendineuses se gonflent, s'épaississent, deviennent plus friables: comme la contraction des muscles papillaires est exagérée par l'excitation fébrile du cœur, toutes ces conditions favorisent *leur rupture*.

Les extrémités déchirées et inégales de ces cordages appendues à leurs points respectifs d'implantation flottent ainsi dans la cavité ventriculaire, et se recouvrent bientôt de dépôts fibrineux.

Si l'inflammation se propage des valvules à la partie supérieure de la cloison, elle peut gagner ce point du septum dépourvu de fibres musculaires, et où la cloison est constituée par le simple adossement de l'endocarde gauche et droit. Comme la résistance à la pression du sang est beaucoup moindre en ce point, et que le début du travail inflammatoire a diminué la cohésion et la résistance du tissu, *il peut se rompre*, d'où résulte une communication anormale entre les deux ventricules. Cette déchirure *est mécanique*, résulte de la localisation particulière de la lésion, et ne doit par conséquent pas être rangée dans les ulcérations de *l'endocardite ulcéreuse.*

Des déchirures analogues se produisent parfois sur les autres parties de l'endocarde et sur les valvules. Dans certains cas même, rares il est vrai, l'endocarde cède sur quelques points de la *paroi musculaire du cœur*; le sang peut pénétrer dans la crevasse et se créer une loge dans la substance charnue du cœur; on a alors *un anévrysme aigu du cœur*.

Une des conséquences les plus fréquentes de l'endocardite aiguë consiste dans la production de *végétations*. La néoformation exubérante du tissu conjonctif se transforme en un tissu muqueux, mou, gélatiniforme, très riche en cellules embryoplastiques. Plus tard ce tissu se condense, se solidifie et forme les *régétations* qui se présentent tantôt sous forme *d'un fin duvet*, tantôt sous forme de *villosités granuleuses*, *d'excroissances déchiquetées*, de *mamelons verruqueux*. Elles siègent ordinairement sur les valvules à la face opposée à la direction du courant sanguin. Dans les valvules sigmoïdes, elles affectent une disposition spéciale; elles sont rangées en *guirlande*, parallèlement au bord libre des valvules et au niveau du point où la partie opaque de la valvule se confond avec son bord mince et transparent.

Ces *régétations*[1] sont parfois disposées en amas irréguliers au niveau des nodules, et forment alors des saillies analogues à celles des condylomes, qui ont été comparées à *des crêtes de coq*, des choux-fleurs, des framboises, etc.

Elles peuvent aussi se développer sur les tendons des muscles papillaires ou en d'autres points de la paroi cardiaque, surtout des oreillettes.

Leur nombre est dans certains cas considérable; les cavités du cœur sont en quelque sorte rem-

---

1. Voir la figure d'endocardite végétante de la communication à la Société anatomique de Paris, du 19 octobre 1888, par *Bouisson*

plies par ces végétations. C'est ainsi que chez le malade de *Josserand* et *Roux*[1] la face auriculaire des deux valves de la valvule mitrale était couverte de végétations irrégulières, polipyformes, prêtes à se détacher, faisant saillie sur une surface ulcérée; elles formaient un vaste ulcère bourgeonnant qui recouvrait toute la face auriculaire de chaque valve et qui remontait même, surtout pour la valve gauche, jusque dans l'oreillette, rongeant pour ainsi dire l'endocarde auriculaire sur une assez grande hauteur.

Laennec divisait ces végétations en *globuleuses* et en *verruqueuses*. *Bouillaud* a accepté cette division; mais il appelle les premières *albumineuses* ou *fibrineuses*.

Il en donne la description suivante :

1° Les *végétations albumineuses* ou *fibrineuses* sont molles, faciles à écraser comme de l'albumine concrète, ou un fragment de pseudo-membrane fibrineuse à demi organisée. Leur couleur est d'un blanc grisâtre ou jaunâtre, mêlé quelque-

1. *Loc. cit.*

fois d'une teinte rosée ou tout à fait rouge. Elles se détachent par une traction assez légère.

Ces granulations m'ont paru avoir une grande analogie avec celles que l'on trouve quelquefois à la surface de la plèvre, du péricarde ou du péritoine enflammés :

2° Les *végétations verruqueuses*, très analogues aux poireaux vénériens, contractent avec les parties sur lesquelles elles sont implantées une telle adhérence, qu'elles font, pour ainsi dire, corps avec elles. Le tissu de ces végétations est comme corné : il crie sous le scalpel à l'instar du fibro-cartilage.

Il est inutile d'insister sur la nature de ces productions si diversement interprétée autrefois par les auteurs[1] ; comme nous l'avons déjà dit, elles

---

1. Laennec les regardait comme de simples concrétions fibrineuses produites à l'occasion d'un trouble circulatoire et pouvant s'organiser par la suite. Bouillaud et la plupart des auteurs français ont reconnu leur origine inflammatoire, mais ont eu le tort de les considérer comme des dépôts de lymphe plastique, sécrétés par la surface elle-même de l'endocarde.

Pour Virchow, « les éléments cellulaires se remplissent d'une grande quantité de matériaux nutritifs, le point correspondant devient inégal et rugueux. Quand le processus est lent, il se produit soit une excroissance, soit un condylome, ou bien l'épaississement forme une saillie mamelonnée qui peut devenir plus tard le siège d'un encroûtement calcaire ».

sont constituées par une production exubérante des éléments du tissu conjontif de l'endocarde, et leur surface villeuse sert de point d'appel à la coagulation de la fibrine.

Les *végétations valvulaires de l'endocarde résultent donc de l'inflammation des tissus eux-mêmes et du dépôt consécutif d'une couche fibrineuse* (Jaccoud).

Les valvules, à une période avancée de la maladie, sous l'action de l'irritation nutritive des cellules peuvent offrir une *vascularité* plus ou moins prononcée; il se développe alors des vaisseaux de nouvelle formation.

Toutes ces lésions[1] qui caractérisent la deuxième phase de l'évolution inflammatoire, tendent incessamment à devenir *permanentes* et à produire des désordres irréparables.

L'*endocardite chronique* fait suite à ce premier état, sans transition et sans différences bien manifestes; dans celle-ci en effet la lésion ne diffère de l'état aigu que par la condensation, la dureté, la

---

1. Jaccoud. Dictionnaire de Jaccoud, page 268.

rétraction plus grande des éléments nouveaux.

Il n'y a là qu'une question d'âge, et non une question de nature. *Aiguë* ou *chronique*, l'endocardite végétante est essentiellement une *inflammation scléreuse*. La lésion varie dans les caractères objectifs suivant qu'on l'observe à telle ou telle période de son inflammation; mais le caractère fondamental est toujours le même, c'est une *néoplasie conjonctive*.

B. *Forme ulcéreuse*. — Si l'on appliquait, dit *Jaccoud*, la qualification d'*ulcéreuse* à toute endocardite qui peut amener la solution de continuité de la membrane, les formes précédentes pourraient, dans bien des cas, mériter cette désignation; mais ce n'est pas dans ce sens large qu'elle doit être entendue.

On appelle *endocardite ulcéreuse* une forme d'endocardite aiguë qui est caractérisée par la *genèse* et l'*élimination* rapide des produits inflammatoires; or comme ces produits sont intra-cellulaires et interstitiels, cette élimination a nécessairement pour conséquence une destruction proportionnelle du tissu malade. C'est cette forme que *Jaccoud* a très heureusement appelée *endocardite septique* ou *infectieuse*.

Les lésions au début sont les mêmes que celles de l'endocardite végétante. Ce sont, au niveau des lignes de contact[1] des valvules, là où s'exercent les frottements et les irritations mécaniques les plus fortes, les mêmes villosités granuleuses, les mêmes excroissances verruqueuses, les mêmes végétations coniques, nummulaires ou de forme absolument irrégulière.

On observe des dépôts d'une couleur mate comme veloutée; on dirait un semis de petits grains. Si on racle ces dépôts et que par le lavage on les fasse disparaître, on trouve au-dessous d'eux une altération superficielle de l'endocarde, ulcéra tion dont les bords sont taillés à pic, et dont tout le fond est recouvert d'un magma gris-rougeâtre ou gris-jaunâtre. Le pourtour est un peu surélevé et de couleur plus rosée. Dans les endroits où le processus est plus avancé, l'endocarde est recouvert de vastes dépôts thrombosiques formés

1. EICHHORST. Traité de pathologie interne, page 3, tome Iᵉʳ, Steinheil.

par des masses friables d'un brun rougeâtre ou d'un gris tirant sur le rouge; le volume de ces masses peut aller jusqu'à la grosseur d'une cerise et même plus.

Si on les enlève, on trouve au-dessous une perte de substance plus ou moins grande. Il existe assez souvent aux environs de ces pertes de substance des excroissances, ou bien d'anciennes lésions valvulaires telles qu'épaississement, dégénérescence graisseuse, dépôts calcaires, froncement.

Mais ces néoformations[1] exubérantes, au lieu de se condenser, de se solidifier, continuent à proliférer, à s'accroître.

Puis, et c'est là un des caractères essentiels du processus anatomique de l'endocardite infectieuse, par suite soit de l'insuffisance de nutrition des éléments ainsi multipliés, soit d'une action particulière de la cause morbifique (microbes et leurs substances solubles) *aboutissant à la nécrose du tissu,* il se produit un ramollissement, une dissociation des éléments hyperplasiés qui se *ré-*

1. HAYOT. L'endocardite aiguë. *loc. cit.,* pages 75 et 76

solvent en un détritus granuleux, lequel se détache et s'élimine sous l'effet du courant sanguin; on a alors une perte de substance à surface plus ou moins anfractueuse.

Ces ulcérations occupent, comme dans la forme précédente, le cœur gauche; les néoformations et les ulcérations peuvent s'observer sur la paroi ventriculaire, mais ordinairement ce sont les valvules aortique ou mitrale qui sont atteintes, *au niveau de la surface de contact.*

La *dimension de ces ulcérations* varie depuis celle d'une tête d'épingle jusqu'à celle d'un grain de maïs.

Ces tissus malades, dans l'endocardite infectieuse, vont *s'ulcérer* et cette destruction donne lieu à des lésions d'une grande importance.

Sous l'influence[1] du ramollissement que présentent les différentes couches des valvules, celles-ci très souvent se laissent déprimer sans se rompre, et subissent une *dilatation anévrysmatique*[2] sous l'influence de la pression du sang.

---

1. Hanot, *loc. cit.,* pages 81 et suivantes.
2. Décrits par Thurnam, Foerster, Pelvet.

Ces *anévrysmes valvulaires* siègent de préférence dans le cœur gauche, surtout au niveau de la valvule mitrale. Sur 23 cas relatés par *Pelvet*, la lésion occupait 16 fois la mitrale et 7 fois les sigmoïdes aortiques. Sur ces dernières l'orifice de l'anévrysme est situé à la face supérieure ou artérielle, la poche se développant sur la face opposée, tandis que, sur la mitrale, l'orifice est au contraire tourné vers la face inférieure ou ventriculaire, le sac faisant saillie du côté de la cavité auriculaire. Ce fait tient à ce que la pression sanguine s'exerce, au moment où les valvules sont fermées, de bas en haut sur la mitrale, lors de la systole, et de haut en bas sur les sigmoïdes pendant la diastole ventriculaire.

Ces anévrysmes, d'après *Cornil* et *Ranvier*, se montrent sous deux formes :

1° Une valvule ramollie par le processus inflammatoire s'est laissée distendre dans sa totalité et est demeurée dans cet état. Cela tient à ce que, l'inflammation ayant cessé, les tissus de la valvule ont repris leur fermeté primitive.

2° L'endocardite restant à l'état aigu, une ou

plusieurs valvules présentent sur une partie de leur surface, des poches anévrysmales rompues. Celles-ci sont en forme de cupule ou d'entonnoir, et les déchirures qu'elles présentent sont irrégulières ou déchiquetées. Les lèvres de ces déchirures sont souvent en forme de lambeaux grisâtres déchirés, recouverts d'une mince couche de fibrine et dont les parties saillantes se montrent du côté du ventricule pour les sigmoïdes, du côté de l'oreillette pour la mitrale.

L'endocarde pariétal peut également présenter des *dilatations anévrysmales* : mais ces faits sont beaucoup plus rares.

Si l'ulcération siège à la partie supérieure du septum, il ne se forme pas de cavité anévrysmatique, les fibres musculaires faisant défaut : mais une *rupture* se produit qui fait communiquer les deux ventricules l'un avec l'autre.

Quand la plaie est peu profonde, et que les tissus qui en constituent le fond ne sont pas ramollis, le sang peut en décoller les bords, s'insinuer ainsi entre les deux feuillets endocardiaques, et amener ainsi la production d'un *anévrysme disséquant*. Il

est des cas dans lesquels, à la suite d'un processus
ulcératif très actif, de grandes pertes de substance
sont la conséquence de l'élimination des produits
inflammatoires ; les *valvules* elles-mêmes sont *per-
forées*, détruites, détachées de leurs insertions. On
comprend aisément comment de semblables valvules fonctionnent d'une façon tout à fait insuffisante.

CHAPITRE IV

ANATOMIE PATHOLOGIQUE
(Suite)

LÉSIONS A DISTANCE

Une conséquence redoutable de l'inflammation de l'endocarde, aux différentes périodes de la maladie et dans ses différentes formes, consiste dans l'*embolie*.

Le plus souvent l'*embolus* est constitué par une partie d'un *caillot* qui se détache, facilement entraînée par le sang; d'autres fois c'est la dissociation ou le ramollissement du caillot qui favorise cet accident.

Des *débris de valvules*, des *végétations détachées*, sont parfois entraînés dans le courant circulatoire. Mais ce sont des exceptions dans les formes d'*endocardite végétante*.

Dans l'*endocardite infectieuse*, au contraire, ces *embolies* (débris de valvules, végétations détachées) sont relativement fréquentes. On observe alors des désordres variés qui sont en rapport avec le volume des fragments détachés de la paroi cardiaque et avec l'organe où ces particules se sont arrêtées.

Une *végétation*, un *lambeau de valvule* peuvent oblitérer un gros vaisseau, tel que la *fémorale* ou l'iliaque externe.

Les *artères cérébrales* sont assez souvent atteintes ; puis viennent les artères spléniques, rénales ; quelquefois les artères mésentériques, l'artère hépatique. Les artères de la *petite circulation* peuvent aussi être oblitérées.

Les *infarctus* constituent des lésions fréquemment observées ; ils résultent de l'arrêt de parcelles erratiques plus fines dans les artères de deuxième ou de troisième ordre, ou dans les capillaires.

Ces *infarctus* peuvent être divisés en *deux groupes* distincts l'un de l'autre, non par leur aspect anatomique, mais par les accidents plus ou moins graves qu'ils provoquent ; ils résultent de la *migration de concrétions fibrineuses* ou de fragments de valvules, ou bien du *transport par le sang de parcelles douées* d'un *pouvoir infectieux* dû vraisemblablement à la présence de microbes.

Dans les cas du *premier groupe*[1], suivant le volume des parties détachées, apparaissent des lésions mécaniques par *embolies grossières* avec troubles fonctionnels variant d'importance selon les organes dans lesquels elles se sont arrêtées. Ces lésions sont alors celles des infarctus fibrineux des viscères; si les parcelles emportées par le sang sont très fines, elles ne produisent que des embolies capillaires et peuvent ne donner lieu à aucune lésion anatomique appréciable à l'œil nu.

Dans les cas du transport de *parcelles infectieuses* des foyers limités de suppuration, de gangrène, se forment dans les méninges, la plèvre, l'œil, le cerveau, la rate, les articulations, les poumons, les voies urinaires, la peau, etc. Ces abcès peu volumineux, arrondis, ressemblent beaucoup à ceux de la pyémie; ils sont constitués par des leucocytes granuleux et des granulations libres.

---

1. HÉRICOURT. Dictionnaire de Dechambre, page 483.

Dans les poumons ils affectent la forme de noyaux d'hépatisation grise, ou d'abcès plus ou moins volumineux.

Les microbes seuls, dit *Hanot*, ou les parcelles emboliques qui les portent, ont déterminé, au point où ils se sont fixés, des phénomènes de thrombose en même temps que des altérations de l'endothélium vasculaire; puis les micro-organismes ne tardent pas à proliférer dans le coagulum fibrineux qui, augmentant de volume par suite de l'addition successive de nouvelles couches de sang coagulé, arrive à obstruer complètement la lumière du vaisseau.

Ainsi se développe l'infarctus qui, d'abord hémorrhagique, peut subir diverses modifications, et notamment se transformer en abcès infarctueux, sous l'influence de certaines actions microbiennes déterminées.

Enfin signalons les altérations macroscopiques et microscopiques communes à toutes les maladies infectieuses, telles que l'augmentation de volume de la *rate*, sa mollesse, sa diffluence, la tuméfaction et la dégénérescence granulo-graisseuse des cellules du *foie* et des *reins*, la dégénération graisseuse ou séreuse des fibres du myocarde, etc. Le *sang* autrefois avait été également étudié avec soin ; *Virchow* avait noté, dans un cas, une réaction acide avec présence de leucine et de tyrosine en quantité considérable[1]. *Chalvet* avait remarqué certaines déformations des globules rouges et des globules blancs. (?)

---

1. Cette observation de Virchow n'avait pas grand intérêt, puisque son malade présentait une atrophie aiguë du foie.

CHAPITRE V

ANATOMIE BACTÉRIOLOGIQUE

Il y avait longtemps que les propriétés septiques du sang étaient non seulement soupçonnées, mais démontrées par les phénomènes d'intoxication générale dans certaines formes d'endocardites.

L'étude chimique du sang, les recherches histologiques de ses éléments n'avaient pas résolu la question : ce fut la *bactériologie*, la *pathologie expérimentale bactériologique* qui donnèrent la solution de cet important problème. Grâce à ces sciences nouvelles, on apprit que cette *infection du sang*, de l'*endocarde*, des *viscères*, etc., étaient la conséquence des micro-organismes.

L'*endocardite ulcéreuse* n'est pas une maladie

locale qui se généralise plus tard par le mélange au sang de produits formés au niveau des ulcérations; c'est une *affection qui doit être considérée comme étant l'une des complications secondaires d'une affection générale.*

La maladie[1] n'existe qu'après transport et insertion au niveau des valvules des micro-organismes charriés par la voie sanguine, ce qui revient à dire que l'infection sanguine, que l'état infectieux sont antérieurs à la lésion locale, à la détermination endocardiaque.

Cette détermination endocardiaque n'est pas nécessaire à l'évolution morbide infectieuse qui peut s'accomplir sans elle, mais qui en tire ses particularités anatomiques et cliniques.

Netter[2] a rapporté un de ces exemples dans lesquels l'infection générale du sang avait donné lieu à un état typhoïde sans lésion endocardiaque. Il s'agit d'un enfant entré à l'hôpital dans l'état typhoïde, avec hémiplégie gauche. La température

1. HANOT, *loc. cit.*, pages 101 et 102.
1. NETTER. *France médicale*, 1885, n° 52, page 625, cité par Hanot.

était de 40 degrés. On constatait dans la région dorsale l'existence d'une ulcération de mauvaise nature, consécutive à l'application d'un vésicatoire. Il n'y avait pas de souffle cardiaque. *Netter* diagnostiqua une septicémie ayant eu pour point de départ l'ulcère dorsal, et fit des réserves sur la possibilité d'une endocardite. Or, à l'autopsie, le cœur était intact, mais il y avait des embolies microbiennes de la sylvienne et de l'artère rénale.

La même maladie, dans d'autres conditions, eût pu s'accompagner d'une végétation de microbes sur les valvules du cœur, et alors elle eût été qualifiée d'*endocardite ulcéreuse*.

Il est incontestable, dit *Hanot*, que si l'on veut rester sur le terrain de la pathogénie pure et s'en tenir à une terminologie comprise dans un sens littéral strict, l'*endocardite infectieuse* ne peut être considérée que comme une *endocardite secondaire*, puisqu'elle est toujours subordonnée à la pénétration préalable, dans le torrent circulatoire, des organismes infectieux.

On a soutenu que dans cette manière de considérer l'endocardite infectieuse comme étant toujours

une affection secondaire, il était difficile d'expliquer
les cas d'endocardite infectieuse dans lesquels on
ne trouvait aucune cause d'intoxication du sang,
aucune porte d'entrée du micro-organisme. Les
portes d'entrée sont si nombreuses, souvent si
difficiles à retrouver, comme le démontre la clinique, qu'il est permis. selon nous. d'admettre que
les recherches faites dans le but de trouver pour
quoi et comment le sang avait été contaminé, ont
été, dans ces cas douteux, mal faites ou incom-
plètes, soit par défaut de renseignements cliniques
fournis par le malade ou son entourage, soit par
oubli d'examen d'un organe. On sait d'ailleurs que
ces cas particuliers de soi-disant endocardites infectieuses sont de plus en plus rares depuis que la bactériologie a permis de resserrer la question.

Les microbes peuvent pénétrer dans l'organisme
d'un très grand nombre de façons; *toute solution
de continuité (Hanot) des téguments externe ou
interne*, est susceptible de devenir le foyer d'inoculation, la lésion locale à la faveur de laquelle les
microbes ont pénétré dans la circulation.

On admet même la pénétration dans le sang de

germes pathogènes, à travers l'épithélium broncho-alvéolaire sain. Certaines espèces microbiennes, fait établi expérimentalement, peuvent traverser l'épithélium pulmonaire, en dehors de toute lésion mécanique, et passer dans le sang, par l'intermédiaire du système lymphatique.

Les portes d'entrée des microbes dans le sang peuvent être divisées en divers groupes.

Ils pénètrent : 1° par *la peau*; 2° par *les muqueuses*.

Il est en effet tout naturel d'admettre que toute solution de continuité des téguments (peau, muqueuse) soit capable de devenir le foyer d'inoculation par lequel les micro-organismes ont pu s'introduire dans l'organisme.

1° *Par la peau.* — Durillon écorché, panaris, furoncle, brûlure, gangrène des orteils, plaie d'amputation, ouverture d'un abcès, opération de l'empyème, suppuration des veines, etc.

2° *Par les muqueuses.* — Muqueuse utérine (accouchement, avortement), fausse route de l'urèthre, suppuration de l'urèthre, affection de la prostate, des vésicules séminales, de l'épididyme, de la

vessie, stomatite gangréneuse, abcès ganglionnaire
du cou, ulcération de l'estomac, suppuration des
voies biliaires, dysenterie, fièvre typhoïde, les fièvres
éruptives, angine legère, bronchite, tuberculose,
pneumonie, etc.

On conçoit aisément que ces portes d'entrée des
micro-organismes sont très nombreuses. Maintenant
qu'on admet ce mode de production des endocardites, on voit dans les recueils ou les ouvrages spéciaux ces causes varier sans cesse[1].

Une fois dans la circulation générale, les *microbes* pourront se comporter de deux façons : ou
bien donner lieu à des intoxications d'infection
générale, sans localisation sur l'endocarde[2], ou bien

1. Nous empruntons à la thèse de Lion (p. 28) la bibliographie
de cette question. — Greenhow. Path. transact., t. XIX, page 1868.
1882. — Gerber et Birch Hirschfeld. *Archiv. d. Heilkunde*, 17 Bd. —
Weichselbaum. Beiträge z. path. anat. u. z. allgem. Path. von. Ziegler
et Nauwerch. — Kundrat. Soc. imp. roy. de Vienne, février 1885.
— Virchow. *Charité Annalen*. 1877. — Malvoz, *Revue de médecine*,
1888, page 556. — Brissaud. *Progrès médical*, 1885, page 308. —
Cossy. *Bull. Soc. anat.*, juin 1878, pages 548-551. — Mathieu et
Malibran. *Bull. Soc. anat.*, 1884, page 140. — Netter et Martha.
Archives de physiol., 1er juillet 1886, page 1. — Litten. *Charité
Annal.*. III Bd. — Girode. Thèse de Lion, page 144. — Macaigne.
Thèse de Paris, 1892.
2. Voir page 76 l'observation de Netter.

se localiser sur l'endocarde et amener des accidents plus ou moins graves.

Nous ne nous occuperons ici que de la deuxième catégorie, les cas de la première étant très rares et ne rentrant pas dans la description des endocardites.

Pourquoi les micro-organismes se fixent-ils au niveau des valvules, et comment se fait cette fixation?

Cette partie a donné et donne encore lieu à de nombreuses discussions, et les auteurs sont loin d'être d'accord.

Le fait est simple quand c'est une *lésion valvulaire chronique* qui est le point d'appel de la fixation microbienne; c'est ainsi [1] que *Rosenbach, Orth* et *Wyssokowitsch* ne pouvaient provoquer d'endocardite infectieuse qu'après lésion préalable des valvules.

Dans d'autres cas l'organisme est déjà affaibli soit par de mauvaises conditions hygiéniques, soit par des maladies antérieures, soit par des fatigues

1. HAXOT, *loc. cit.*, page 107 et 110.

et des privations: toutes ces causes favorisent la vitalité et la prolifération des germes et diminuent la résistance des cellules vivantes chargées de réagir contre l'invasion microbienne.

Parfois cet envahissement des valvules est inexplicable, lorsqu'il s'agit d'individus bien portants, vivant dans de bonnes conditions d'hygiène et ne présentant pas traces de lésions valvulaires antérieures. Chez ces malades l'explication de la localisation microbienne n'a pu être donnée d'une façon satisfaisante[1].

1. Une récente observation de Widal et **F**. Bezançon, présentée à la Société médicale des hôpitaux (20 avril 1894), est très intéressante à ce point de vue :

Endocardite végétante expérimentale par un streptocoque d'origine salivaire sans traumatisme valvulaire.

MM. *F. Widal* et *F. Bezançon*. — Nous vous présentons des pièces anatomiques provenant d'un lapin chez lequel nous avons développé une endocardite végétante expérimentale dont les lésions sont exactement calquées sur celles de l'endocardite végétante humaine. Sur la mitrale existe une végétation jaunâtre, granuleuse, friable et dont le volume est celui d'un gros pois. De petites granulations toutes jeunes, d'aspect rougeâtre, sont disséminées en collerette autour de la grosse végétation, et le cœur dans sa totalité est très augmenté de volume. Le détritus granuleux de la grosse végétation, le sang puisé dans les cavités cardiaques ont donné des cultures pures d'un streptocoque présentant tous les caractères de celui qui avait été inoculé seize jours auparavant dans le tissu cellulaire de l'oreille.

Ce fait expérimental est intéressant à plusieurs points de vue : d'abord il réalise toutes les conditions de la clinique; en effet, il

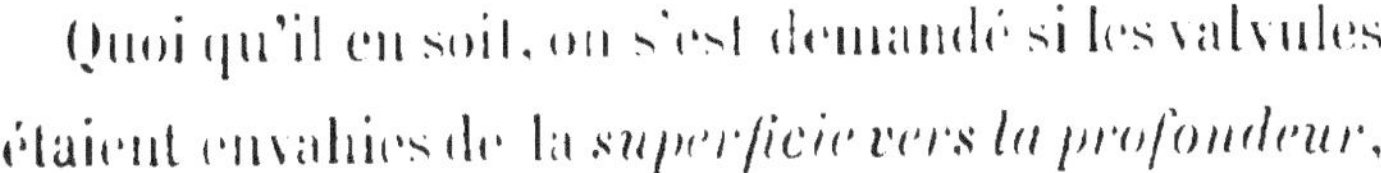

Quoi qu'il en soit, on s'est demandé si les valvules étaient envahies de la *superficie vers la profondeur,*

n'y a eu dans ce cas ni traumatisme valvulaire préalable ni injection intraveineuse. Un streptocoque introduit sous la peau y détermine un érysipèle qui, au bout de quelques jours, entre en voie de guérison. L'animal semblait rétabli lorsque, trois jours après son inoculation, il est repris de fièvre, d'inappétence et meurt au bout de trois autres jours. N'est-ce pas ainsi que chez l'homme évolue, en général, l'endocardite infectieuse streptococcienne qui, le plus souvent, apparaît comme deuxième temps de l'infection, telle l'endocardite végétante de l'infection puerpérale, ou même celle de l'érysipèle, par exemple ? Si l'on songe que, par rapport à la fréquence des infections à streptocoques chez l'homme, l'endocardite végétante due à ce microbe est relativement exceptionnelle, on conçoit qu'expérimentalement cette lésion ne puisse s'observer que par hasard, après l'inoculation d'un grand nombre d'animaux. C'est de la sorte que nous avons observé l'endocardite expérimentale que nous vous présentons. Au cours d'expériences que nous poursuivons sur le streptocoque, nous avons inoculé 95 lapins avec des streptocoques de diverses provenances, et une seule fois nous avons observé cette endocardite végétante. Nous avons donc vu se réaliser chez l'animal, avec une précision rare en expérimentation, l'image fidèle d'une maladie humaine. Rien n'a manqué : ni la lésion anatomique, ni les conditions étiologiques, ni l'évolution clinique.

Il faut noter en second lieu que le streptocoque qui est le point de départ de cette expérience n'était pas un streptocoque virulent, mais un streptocoque provenant d'une bouche normale, ne donnant pas de culture apparente sur pomme de terre, et qui, inoculé dans le tissu cellulaire et dans les veines du lapin, n'avait tout d'abord produit aucune lésion. En renforçant sa virulence par association avec une variété de coli-bacille, nous sommes arrivés à produire une plaque d'érysipèle, et c'est le streptocoque originaire de cette plaque qui, inoculé à notre lapin, a donné lieu à un érysipèle d'abord et ensuite à une endocardite végétante en tous points semblable à celle que l'on observe chez l'homme.

Cette notion sur l'origine de ce streptocoque complète le cycle étiologique de notre observation et pourrait peut-être jeter quelque lueur sur l'origine de l'endocardite végétante dite primitive, qui ou si c'était *à leur centre* qu'on trouvait tout d'abord les amas microbiens.

Pour *Kœster*[1], les lésions se développent à la suite d'embolies bactériennes des vaisseaux qui serpentent à l'intérieur des valves; leur tissu serait ainsi envahi de dedans en dehors.

Klebs a combattu cette théorie; elle n'implique pas le siège plus fréquent dans les cavités gauches; on ne saurait admettre cette localisation exclusive des embolies dans les artérioles valvulaires, lorsque les autres viscères en sont complètement indemnes. De plus, a-t-on dit, les valvules ne contiennent pas de vaisseaux.

Ce dernier argument n'a pas de valeur depuis que les travaux de *H. Martin* et de *Darier* ont établi que des *vaisseaux de nouvelle formation* pouvaient apparaître dans toute l'étendue des valvules mitrales et aortiques.

reconnait le plus souvent une porte d'entrée bucco-pharyngée. Dans la nature, c'est sans doute aussi par association microbienne que nos streptocoques saprophytes arrivent le plus souvent à remonter la gamme de leur virulence, et, pour ne prendre qu'un exemple, ne savons-nous pas avec quelle fréquence l'intervention du bacille de l'influenza favorise l'éclosion des infections streptococciennes?

1. Kœster. *Virchow's Archiv.* Bd. 72.

Il vaut mieux supposer, avec *Jaccoud* et *Lion*, que cette localisation particulière est due aux *qualités du sang* que renferme le cœur gauche; comme tous ces microbes de l'endocardite infectieuse sont aérobies, leur pullulation est plus active dans les cavités gauches où circule un sang chargé d'oxygène. Comme quelques-uns sont *aérobies* et *anaérobies*, les *lésions du cœur droit* s'observent parfois.

En somme, le plus souvent on peut dire que *les microbes se déposent à la surface des valvules*: ils se déposent, d'après *Cornil* et *Babes*[1], dans les fentes du tissu conjonctif et se propagent ainsi de la surface à la partie centrale des valvules. Les fragments qui s'en détachent sont limités à leur base par un amas de bactéries, comme si ces dernières avaient ramolli la valvule et facilité ainsi sa rupture.

La partie centrale des valvules contient des bactéries situées entre les fibres et parfois aussi dans les vaisseaux

1. Cornil et Babes. Les bactéries.

On voit que cette question n'est pas encore complètement tranchée, et que ces suppositions demandent à être contrôlées à nouveau, et démontrées.

Les endocardites produites par les microbes non encore rencontrés dans d'autres affections constituent une classe intéressante d'endocardites; mais ce sont encore des affections mal connues et ne présentant pas le même intérêt que celles qui sont produites par le *microbe spécifique d'une maladie déterminée.*

1° *Bacille de Gilbert et Lion*[1].

Ce bacille a été trouvé quatre fois chez l'homme; on peut l'observer sur des sujets sains; mais dans deux cas les malades étaient atteints de lésions valvulaires anciennes. Les portes d'entrée ont été une lésion ulcéreuse de la lèvre supérieure dans

---

1. Nous nous étendrons plus longuement sur ce microbe de Gilbert et Lion, parce qu'il a pu être observé quatre fois chez l'homme, et qu'il ne constitue pas une simple découverte d'autopsie. De plus les travaux et les expériences de ces auteurs lui ont donné droit de cité dans la pathologie humaine.

Cependant on peut se demander si le microbe de Gilbert et Lion n'est pas une variété du *bacillus coli communis*. En effet, il y a une grande ressemblance entre eux et ils ne diffèrent l'un de l'autre que par des caractères de peu d'importance.

un cas, dans un autre une suppuration uréthrale ; une autre fois la maladie a éclaté au cours d'une grossesse de sept mois.

Ce microbe a été trouvé au niveau des ulcérations des valvules et des végétations qui s'y étaient développées.

Pendant la période d'état la maladie s'accompagne d'une fièvre à type continu, ou d'une fièvre continue paroxystique dont les accès irréguliers sont précédés de frissons. L'état infectieux peut amener l'apparition d'*éruptions cutanées*, de *tuméfactions douloureuses* de certaines articulations, d'*ictères*.

Enfin les embolies donnent naissance à des accidents variables. Le cœur, examiné à plusieurs reprises, ne présente quelquefois aucun phénomène stéthoscopique.

La maladie a une durée variable de douze à quarante et un jours.

L'endocardite siège tantôt sur les deux cœurs, tantôt sur le cœur gauche seulement. Elle est caractérisée par la production de nombreuses et volumineuses végétations en choux-fleurs de coloration jaunâtre, de consistance molle, formées d'une substance granuleuse qui s'effrite sous l'ongle.

Ces végétations se détachent facilement de leur point d'implantation sur l'endocarde, et laissent à leur place une ulcération inégale, irrégulière.

Les *infarctus*[1], surtout ceux de la rate, sont souvent très volumineux; ils sont durs, de couleur gris jaunâtre et ne présentent pas à leur centre de partie suppurée. Quand l'embolie occupe une artère du cerveau, elle entraine le ramollissement simple.

Dans *toutes les lésions, végétations, infarctus, dans le sang on trouve le même microbe.*

Cultures. — Les bouillons de veau et de bœuf ensemencés et placés dans l'étuve à 20 ou 25 degrés se troublent et laissent déposer une culture assez abondante dès le lendemain. Quelques jours après, le dépôt est très épais et il se forme à la surface du liquide une *pellicule blanchâtre* légèrement *bleutée* quand on la regarde par transparence. Le développement se prolonge pendant trois semaines

---

1. Lion, thèse 1890, pages 35 et suivantes.

environ; puis la culture entière se réunit au fond du ballon; le développement s'arrête et le bouillon prend peu à peu une *teinte jaune ou jaune brunâtre*.

Dans *les tubes de gélatine* à la température extérieure, le développement n'est pas visible avant quarante-huit ou soixante-douze heures.

Si l'ensemencement a été fait par piqûre, on voit apparaître le long du trait d'inoculation de *petits points ronds blanchâtres*, assez confluents, en même temps que se développe, à l'extrémité supérieure de ce trait, une *petite saillie blanchâtre opaque*, du volume d'une tête d'épingle. Cette saillie centrale donne naissance, les jours suivants, à un voile mince, limité par un bord inégalement festonné qui s'étend à la surface de la gélatine et gagne peu à peu les parois du verre. La surface de ce voile offre un aspect légèrement *vernissé*; la couche qui le constitue semble un peu plus épaisse au centre qu'à la périphérie. *A aucun moment de ce développement la gélatine n'est liquéfiée.*

Si l'ensemencement a été fait par *strie* à la surface d'un tube de gélatine incliné, il se forme une légère *élevure blanchâtre* le long de la strie, et de cette élevure s'étend dans tous les sens un *voile* à surface légèrement vernissée, à bords irrégulièrement découpés, qui, au bout de quelques semaines, peut avoir envahi toute la surface de la gélatine.

Cette culture présente, lorsqu'on la regarde par transparence à travers le milieu nutritif, une teinte bleuâtre qui rappelle la fluorescence du sulfate de quinine.

Dans les tubes très anciens on voit se développer au-dessous de la couche végétante, de nombreux cristaux de phosphates ammoniaco-magnésiens, ainsi qu'il est facile de s'en rendre compte à l'aide du microscope.

Dans *toutes les cultures sur plaques*, les colonies siègent, soit dans la profondeur de la gélatine, soit à sa surface. Celles qui siègent dans la profondeur ont l'aspect de points blanchâtres en tout semblables aux points qui se développent le long du trait d'inoculation dans les cultures par piqûre. Celles qui siègent à la surface, outre qu'elles s'accroissent plus vite, présentent une certaine fluorescence. Examinées à l'aide de l'objectif 2 de

Verick, ces colonies offrent généralement un *contour arrondi, régulier*, ou quelquefois, quand elles sont superficielles et volumineuses, une circonférence formée de trois ou quatre festons réunis par leurs extrémités. Leur surface est parcourue en tous sens par des sillons plus ou moins fins. Enfin, lorsqu'on découvre la chambre humide qui renferme les plaques, on est frappé par *une odeur forte* et pénétrante.

Sur *gélose* et *gélose glycérinée*, à l'étuve, entre 20 et 40 degrés, la culture prend une activité bien plus grande que sur gélatine. Elle apparaît en 12 ou 24 heures, et couvre la surface du milieu nutritif en quelques jours.

Sur la *pomme de terre* le développement n'est pas moins rapide. La culture fait saillie au-dessus de la surface de section et prend une coloration jaune. Avec le temps cette coloration devient jaune foncé, brunâtre, ou quelquefois se change en une teinte violacée.

Les cultures, quel que soit le milieu employé, restent très longtemps réinoculables.

Morphologie. — Ce bacille présente des *mouve-*

ments browniens assez étendus, mais il n'a pas de mouvements propres.

Il fixe très facilement toutes les *couleurs d'aniline*, mais il se décolore encore plus facilement par tous les réactifs employés soit pour décolorer les fonds, soit pour les éclaircir. Aussi est-il impossible de l'étudier sur les coupes. On ne peut s'assurer qu'il existe dans les tissus que par dissociation et écrasement de particules solides sur des lamelles que l'on colore ensuite, ou mieux par ensemencement sur les milieux nutritifs.

Dans les cultures jeunes, on trouve des éléments extrêmement courts, arrondis, ayant l'aspect de microcoques (voir fig. 1, p. 45, thèse de Lion); çà et là, quelques rares formes allongées et un certain nombre de filaments disséminés dans la préparation. Lorsque les cultures sont toutes récentes, elles sont toujours composées d'éléments extrêmement courts, mais toujours aussi elles sont remarquables par la présence de quelques filaments (voir fig. 2, p. 45, thèse de Lion).

Lorsque les cultures sont plus âgées, à côté de formes jeunes dont nous venons de parler existent des éléments de grosseur et de longueur variables, bâtonnets, filaments indivis, filaments segmentés, et constitués par un certain nombre de bâtonnets placés bout à bout.

Les cultures sur pomme de terre sont constituées par des éléments minces et assez longs au milieu desquels se trouvent semées çà et là des formes plus épaisses, plus longues et qui prennent mieux les matières colorantes (voir fig. 3, p. 45, thèse de Lion).

Dans les liquides pathologiques provenant du lapin (sérosité pleurale, sang du foie, etc.), on trouve une grande quantité de bâtonnets courts, qui dans quelques cas semblent présenter une capsule (voir fig. 4, p. 45, thèse de Lion).

Expérimentation. — La virulence des cultures semble augmenter du premier au neuvième jour pour diminuer ensuite assez rapidement.

Chez le lapin on peut produire, avec l'injection de ces cultures, trois formes différentes : une *forme aiguë ou méningitique*, une *forme subaiguë ou paralytique*, une *forme bénigne*.

Neuf fois, par l'inoculation de cultures pures du

bacille dans l'oreille de lapins. *Lion* a obtenu des *endocardites végétantes* sans qu'il ait été nécessaire de léser préalablement les valvules.

Comme chez l'homme, les végétations trouvées chez le lapin siègent surtout sur les valvules auriculo-ventriculaires, soit seulement sur une des valvules mitrale ou tricuspide, soit simultanément sur elles deux.

Les végétations reposent le plus souvent sur le bord libre des valvules malades. Elles peuvent se développer aussi sur les cordages tendineux ou quelquefois même à la surface des valves près de leur ligne d'insertion.

Elles sont de volume variable, *assez petites* dans les cas peu marqués qui correspondent aux formes rapides, *volumineuses* et pouvant dépasser les dimensions d'une lentille dans les cas très prononcés qui correspondent aux formes lentes. Les végétations ont tantôt l'aspect de petites masses arrondies, sessiles, rosées ou blanchâtres et semi-transparentes, qui apparaissent à la loupe comme formés de nodules confluents, tantôt l'aspect de productions molles, un peu flottantes, rosées.

Si l'on prend un *fragment de ces végétations* et si on le divise ou on l'écrase sur une lamelle, on peut, par une coloration faite à l'aide d'une solution aqueuse de violet, y reconnaître la présence d'une grande quantité de micro-organismes.

Deux fois *Lion* a rencontré sur ses animaux, à la suite d'injections de cultures virulentes, des artérites infectieuses. L'artérite est caractérisée par l'épaississement des parois vasculaires, dont la face interne est hérissée de saillies mamelonnées discrètes ou confluentes[1]. Il existe au microscope une transformation *scléro-calcaire* des parois artérielles.

Produits solubles. — Stérilisées à la température de 120 degrés, les cultures âgées de quinze à vingt jours fournissent un liquide qui est doué de propriétés toxiques et vaccinales.

Ces produits sont *toxiques*: car il suffit parfois d'injecter dans la veine de l'oreille d'un lapin 2 centimètres cubes de ce liquide par kilogramme de l'animal pour déterminer l'apparition de convul-

---

1. Voir les planches, thèse de Lion.

sions généralisées qui cessent bientôt, à moins que l'on ne continue les injections; à la dose de 3 à 5 centimètres cubes par kilogramme, les accidents persistent et entraînent la mort en quelques secondes.

Ces produits peuvent conférer l'*immunité*, comme *Lion* le montre dans son travail; mais l'*immunité* n'a qu'une *durée limitée*.

Nous avons cru devoir insister sur les différentes particularités que présente le bacille de *Lion*, pour montrer la marche à suivre dans ces études (cultures, inoculations, etc.) et les nombreuses difficultés qui entourent l'étude d'un microbe. Ses aspects, différents selon l'âge de la culture, selon le milieu nutritif, ses réactions, etc., constituent autant de problèmes difficiles à résoudre.

2° *Bacillus endocarditis griseus de Weichselbaum*. — Ce bacille a été rencontré deux fois par Weichselbaum[1] et une fois par Netter[2].

---

1. WEICHSELBAUM. Centralblatt für Bacteriologie u. Parasit. II Bd., n° 8, 1887.

2. JACCOUD. Endocardite infectieuse. *Union médicale*, 28 février 1889.

La porte d'entrée a été reconnue dans deux cas, ulcérations au niveau de la tête des métatarsiens, et métrite d'origine puerpérale.

Ce bacille pousse à la température ordinaire sur tous les milieux.

Il *trouble* rapidement le *bouillon* et donne naissance à un dépôt blanchâtre.

Sur les *tubes de gélatine* ensemencés par piqûre, il forme à la surface une végétation peu élevée, d'aspect crémeux, qui prend rapidement une apparence de *sécheresse* et un *brillant* qui rappelle l'aspect de la stéarine.

Dans les *cultures sur plaques*, les colonies superficielles ont le volume d'une tête d'épingle.

Sur gélose par piqûre, la culture est semblable à celle qui se développe sur la gélatine, mais la coloration grisâtre est plus prononcée dès le début, et devient plus tard gris brunâtre ou gris rougeâtre.

Au sortir de l'organisme humain, les bacilles se présentent sous la forme de *bâtonnets courts*, ayant à peu près les dimensions des bacilles typhiques; ils sont environ deux fois plus longs que larges; ils présentent des extrémités arrondies ou quelquefois un peu effilées. Ils sont isolés ou accouplés deux par deux. Les bacilles tout à fait courts, qui correspondent aux jeunes formes, se colorent entièrement. Les formes plus longues ne se colorent qu'à leurs deux extrémités. Quelques éléments sont quatre ou cinq fois plus longs que les autres ; ils se partagent alors en trois ou quatre articles allongés ou arrondis.

Ces bacilles présentent des mouvements très actifs.

Expérimentation. — Si l'on inocule dans le sang d'un lapin une culture de ce bacille, on donne à l'animal une *endocardite*, mais il faut que les valvules aient été *préalablement lésées* [1].

3° *Micrococcus endocarditis rugatus de Weichselbaum.*

Dans le cas décrit par l'auteur, les valvules aortiques et mitrales étaient intéressées. Comme ce microcoque n'a jamais été rencontré depuis, que les études qui ont été faites avec lui n'ont donné que des résultats minimes, il nous semble inutile d'insister sur ce micrococcus.

---

1. Ce bacille a également de grandes analogies avec le bacillus coli communis.

Nous ne nous étendrons pas plus sur un autre microbe décrit par *Weichselbaum*, le *micrococcus endocarditis capsulatus* ; il n'a jamais plus été rencontré. Il nous faudrait entrer dans des descriptions longues et ennuyeuses, sans aucun intérêt.

Le bacille non cultivable de Weichselbaum, rencontré une fois par cet auteur à l'état isolé, une autre fois associé au diplococcus pneumoniæ et au streptococcus pyogenes, ressemble à celui de la morve. Nous n'y insisterons pas davantage.

4° *Le bacille immobile et fétide de Frænkel et Senger* a été rencontré dans deux cas d'endocardites verruqueuses, une fois à l'état isolé, une fois associé au staphylococcus pyogenes aureus et au staphylococcus cereus albus de *Passet*. C'est un bacille court, épais, à extrémités arrondies. Toutes ses cultures dégagent une odeur fétide. Il est nécessaire, pour obtenir des endocardites chez le lapin, de léser préalablement les valvules aortiques.

Netter et *Martha*[1] ont trouvé, chez une femme

1. NETTER et MARTHA, *loc. cit.*

morte d'angiocholite suppurée, une endocardite caractérisée bactériologiquement par la présence de bacilles courts qui existaient en même temps au niveau des conduits hépatiques; ces bacilles étaient d'origine intestinale et n'ont pu être caractérisés d'une façon complète; mais il semble que ce bacille était du bacillus coli communis, non encore décrit à cette époque.

Dans un cas, Macaigne[1] a rencontré également le bacillus coli communis, dans une endocardite consécutive à une angiocholite suppurée.

Chez une malade soignée dans le service de M. *Rendu* pour une fausse couche, il se déclara une hémiplégie droite, et la mort ne tarda pas à survenir; il y avait eu infection coli-bacillaire post-puerpérale, endocardite végétante et embolie septique de la sylvienne; on ensemença dans du bouillon des débris de la muqueuse de la trompe, du sang de la veine cave et du cœur, ainsi que de la pulpe encéphalique prise au niveau du foyer de ramollissement. Sur tous ces tubes se sont déve-

1. Macaigne. Thèse de Paris, 1892.

loppées des colonies caractéristiques du bacterium coli commune. « L'infection, dit *Rendu*[1], d'abord localisée à la plaie utérine, a pénétré de là dans le sang; puis elle a provoqué au niveau du cœur un nouveau foyer; c'est ce foyer développé dans l'endocarde qui est devenu le point de départ d'une embolie septique dont la conséquence a été la production d'un ramollissement non suppuré. »

Perret et *Rodet*[2] ont décrit un *microcoque en zooglées* qu'ils ont rencontré, et avec lequel ils ont pu produire chez le chien des endocardites expérimentales, sans lésion préalable des valvules.

Josserand et *Roux*[3] ont découvert un *staphylocoque* plus volumineux que l'aureus, et qui liquéfie très lentement la gélatine.

Viti[4] a isolé deux micro-organismes nouveaux le diplococcus septicus et un microcoque gris.

Les endocardites produites par le microbe spécifique d'une maladie déterminée contiennent des

1. Résoc. Clinique, *Bulletin médical*. 6 sept. 1895.
2. Perret et Rodet. *Soc. biol.*, 1889.
3. Josserand et Roux. *Lyon médical*, 1891, et *Arch. méd. exp.*, 1892.
4. Viti. Atti della R. accad. dei. Fisiocritici di Siena, 1890

microbes pyogènes qui peuvent se rencontrer dans les valvules à l'état isolé, ou associés entre eux et à d'autres formes bactériennes.

Le plus souvent (8 fois sur 10 d'après *Lion*) le *staphylococcus pyogenes aureus* est combiné avec le *streptococcus pyogenes*, avec le *staphylococcus pyogenes albus* et le *streptococcus pyogenes* réunis, avec le *staphylococcus cereus albus* de *Passet*, etc. Nous n'insistons pas sur ces cas, on les retrouvera détaillés ou signalés dans la thèse de *Lion*.

Lorsque le *staphylococcus pyogenes aureus* existe *seul*, dans la majorité des cas on trouve une *lésion* périphérique *suppurée* qui a servi de porte d'entrée au microbe (plaie, suppuration de l'urèthre, de la vessie, furoncle, ostéomyélite, etc.). L'affection prend généralement l'allure de l'infection purulente type avec état typhoïde, fièvre irrégulière, éruptions ou suppurations cutanées, etc.

A l'autopsie les lésions siègent le plus souvent sur les valvules mitrales, quelquefois sur les valves aortiques, rarement sur la tricuspide. Elles sont représentées par de petites végétations gris rosé, molles, plutôt que par des ulcérations. Enfin on trouve, du côté des différents viscères, des infarctus suppurés ou des abcès miliaires très nombreux.

Les végétations cardiaques, aussi bien que les infarctus ou les abcès, donnent dans ces cas des *cultures pures de staphylococci pyogenes aurei*.

C'est à l'aide du *staphylococcus pyogenes aureus* qu'*Orth* et *Wyssokowitsch* ont produit pour la première fois l'endocardite infectieuse expérimentale avec lésion préalable des valvules aortiques.

Le streptococcus pyogenes peut également exister seul. Ce microbe doit être très fréquemment la cause de l'*endocardite infectieuse*, puisqu'il se rencontre non seulement dans certains cas de pyohémie ou de septicémie, mais encore dans l'*érysipèle* et dans la *fièvre puerpérale*.

Les altérations semblent alors siéger aussi fréquemment à l'orifice aortique qu'à l'orifice mitral. Les localisations sur les valvules tricuspide et même pulmonaires se rencontrent assez souvent, particulièrement dans l'endocardite puerpérale.

La lésion est représentée soit par des petites

végétations molles, soit par des ulcérations qui peuvent être très étendues.

Les infarctus sont encore très fréquents, mais ils diffèrent de ceux qu'on rencontre dans la forme à *staphylococcus pyogenes aureus* par ce fait qu'ils sont beaucoup plus rarement suppurés.

C'est le *streptocoque* qui, inoculé au lapin, donne naissance à une endocardite expérimentale, si l'on a eu soin de léser mécaniquement les valvules. Dans certains cas même cette *lésion* préalable n'a pas été nécessaire; c'est ainsi que *Vaillard*[1] a pu provoquer une endocardite expérimentale, sans léser les valvules, en inoculant des cultures de streptococcus qui provenaient de cas de grippe.

L'endocardite érysipélateuse à *streptocoque* est très rare. *Denucé*[2], dans sa thèse, en cite un exemple.

Le *streptocoque* se retrouve également dans les endocardites *puerpérales* et *gravidiques*[3].

---

1. VAILLARD. *Soc. méd. des hôp.*, 1890.

2. DENUCÉ. Étude sur la pathogénie de l'érysipèle, thèse de Paris, 1885.

3. Voir JACCOUD. Endocardite infectieuse. *Semaine médic.*, 1886. — CAYLA. Endocardite infectieuse, *Bull. Soc. anat.*, 1881. — GILLES

Endocardite pneumonique[1]. — Elle se développe souvent chez des individus qui n'ont aucun antécédent cardiaque[2]; les lésions valvulaires anciennes sont une cause d'appel du pneumocoque[3].

Le diplocoque pénètre dans le sang au niveau de la lésion pulmonaire, et, le plus souvent, l'endocardite est consécutive à la pneumonie; elle se développe encore assez fréquemment en même temps que cette dernière. Elle peut même se montrer sans localisation pulmonaire antérieure ou concomitante.

Dans certains cas, l'*endocardite pneumonique* se montre chez un malade atteint non de pneumonie franche, mais de broncho-pneumonie, comme dans l'observation de *Durante*[4].

DE LA TOURETTE. Avortement, endocardite. *Bull. Soc. anat.*, mars 1885. — LUCHET. Essai sur le rétrécissement tricuspidien, thèse de Paris, 1888.

1. Nous empruntons ces détails à Lion *loc. cit.* qui a donné un résumé complet de cette importante question.

2. NETTER. *Archives de physiol.*, avril 1886. — WEICHSELBAUM. *Vien. medizin. Woch.*, sept. 1888, n° 55 et 56.

3. LANCEREAUX. *Union médicale*, 1886, page 156. — GALLOIS. *Bull Soc. anat.*, janv. 1887.

4. DURANTE. Un cas d'endocardite végétante à pneumocoque. *Gaz. médic. de Paris*, 8 juil. 1895.

Il s'agissait d'une femme qui, huit jours avant son entrée dans le servive de M. *Raymond*, avait été prise de courbature, d'un malaise général, avec céphalalgie légère et fièvre; la fièvre augmente, puis apparaît un point de côté intense. La dyspnée, l'abattement, la teinte subictérique, la langue fendillée, rôtie, etc., témoignent d'un état infectieux grave. A l'auscultation des poumons on ne perçoit que des râles muqueux petits et moyens; rien au cœur. La malade meurt dans la stupeur.

A l'autopsie on ne trouve pas trace de pneumonie, mais simplement une congestion. A l'ouverture du *cœur*, on aperçoit sur les *valvules aortiques* des *végétations en choux-fleurs*, rouges, irrégulières dont les unes sont grosses comme une tête d'épingle et les autres atteignent les dimensions d'un pois. Ces végétations siègent au niveau du bord libre des valvules, à sa partie moyenne et ont pris naissance sur les nodules d'Arantius.

La *valvule mitrale* présente des végétations identiques un peu plus volumineuses; elles se sont développées au niveau du bord libre des valvules, au point d'insertion des piliers.

Les *recherches bactériologiques* montrèrent que les microbes recueillis sur les végétations étaient des *diplocoques* se colorant par la méthode de Gram et possédant tous les caractères de culture, d'inoculation, de coloration, du diplocoque *Talamon-Fraenkel*.

Quand l'endocardite est consécutive à la pneumonie, cette dernière peut évoluer régulièrement, la chute de la température peut se produire d'une façon brusque, suivant la règle; puis, d'un à six jours après, le malade est pris d'une fièvre à type continu, mais à exacerbations irrégulières précédées de frissons et simulant des accès intermittents. Tantôt aucun phénomène ne se produit du côté du cœur, tantôt apparaissent des souffles ou des irrégularités; la durée de la maladie peut être assez longue, dans cette forme (vingt-sept jours, d'après *Netter*).

Quand l'endocardite est concomitante à la pneumonie, elle passe toujours inaperçue pendant la vie. C'est ainsi que, dans une observation citée par *Lion*, le malade est entré à l'hôpital dans un état des plus alarmants, et est mort en deux jours, sans qu'il ait été possible de constater aucun souffle du côté du cœur.

Entre ces formes de l'endocardite pneumonique se placent des *formes intermédiaires*, dans lesquelles la lésion cardiaque est consécutive à la pneumonie, mais apparaît quand celle-ci est encore en évolution ou à son déclin.

L'endocardite pneumonique n'a pas toujours une terminaison fatale, comme le prouvent les observations, peu nombreuses il est vrai, de *Netter* et de *Lion*.

A *l'autopsie*, l'endocardite occupe le plus souvent le *cœur gauche* : elle siège principalement sur *l'orifice aortique*; cependant l'orifice mitral ou le cœur droit peuvent également être pris. Quand c'est l'orifice de l'aorte qui est touché, les végétations sont situées au niveau de la cloison qui sépare deux des nids de la valvule. Elles forment des masses plus ou moins volumineuses du côté de ces deux nids. Parfois la cloison intermédiaire est ulcérée, déchirée, et les deux valves flottent dans la cavité de l'artère, unies à leur extrémité par une végétation commune. *L'endocardite* est *donc ulcéreuse* en même temps que *végétante*.

Derrière l'endocarde, dans la cloison ventriculaire en plein muscle cardiaque, il existe très souvent de *petits abcès*, qui peuvent devenir l'origine d'anévrysmes du cœur.

Les *embolies* sont *assez rares* dans l'endocardite pneumonique, ce qui tient aux caractères des végétations qui le plus souvent sont arrondies à large base d'implantation.

Cette endocardite est souvent accompagnée d'*accidents suppurés* du côté des *méninges*.

Ordinairement, dans l'endocardite qui accompagne ou suit la pneumonie, le *pneumocoque* se montre *seul* au niveau de la lésion.

Cependant il peut se trouver associé à d'autres micro-organismes. Deux fois *Jaccoud* a constaté au niveau des lésions la présence du *streptococcus pyogenes*.

Les *diplocoques*, dans les coupes colorées pour la recherche des microbes, siègent à une grande profondeur: il n'y a pour ainsi dire aucun de ces éléments à la surface des végétations. Tous occupent l'intérieur même de la valve, et pénétrent profondément jusqu'à l'intérieur du muscle cardiaque.

Le pneumocoque peut se trouver pendant la vie dans le sang, comme le montrent les recherches de *Talamon* et de *Netter*.

Netter a pu *réaliser expérimentalement* l'endocardite pneumonique chez le lapin, *après lésion mécanique des valvules*.

L'endocardite tuberculeuse est encore *mal connue*. Avant la découverte du bacille de *Koch* cette endocardite était considérée comme relativement fréquente[1] et on lui décrivait *deux formes* : la *forme granuleuse* et la *forme caséeuse*. Mais tous ces travaux ne peuvent plus être considérés comme probants, car il leur a manqué la démonstration finale que *seule la bactériologie* a pu donner; les examens de *Kundrat*[2], de *Cornil*[3], de *Heller*[4], ont

---

1. Voir les travaux : HÉRARD, CORNIL et HANOT. Phtisie pulmonaire. — RINDFLEISCH. Traité d'histologie pathologique. — LANCEREAUX. Atlas d'anatomie pathologique. — LETULLE. *Bull. de la Soc. anat.*, 1874. — PERRAUD. De l'endocardite aiguë dans la granulie, *Lyon médical*, 1875.

2. KUNDRAT. *Wiener mediz. Woch.*, 1885.

3. CORNIL. *L'Abeille médicale*, 1884.

4. HELLER. *Centralblatt f. Bact.*, janv. 1887.

montré que dans certaines endocardites le *bacille
tuberculeux* existait et pouvait être retrouvé.

« Il faut bien se garder de croire[1] que toutes les
endocardites rencontrées chez les tuberculeux
renferment des bacilles de la tuberculose. *Weichselbaum* rapporte un cas de tuberculose aiguë dans
lequel il a recherché en vain ces bacilles dans le
sang et dans les végétations ; on trouve encore deux
cas de phtisie pulmonaire compliqués d'endocardite dans *Fraenkel* et *Saenger*, mais ces auteurs
n'ont pas recherché ce bacille tuberculeux dans
les végétations, ils se sont contentés de faire des
plaques qui sont restées stériles. »

Lion a examiné le cœur de huit sujets morts de
tuberculose chronique. Trois fois il a trouvé des
lésions de l'endocarde ; mais dans ces trois cas il
n'existait au niveau des lésions ni bacilles de Koch,
ni microbes d'aucune autre espèce.

Girode, qui a eu également l'occasion d'examiner
une endocardite infectieuse développée chez un
tuberculeux, n'a pu découvrir dans les végétations,

---

1. LION, *loc. cit.*, page 84.

ni le bacille tuberculeux, ni aucun autre micro-
organisme.

« De ces résultats[1] nous croyons pouvoir conclure
que les endocardites que l'on rencontre chez les
tuberculeux semblent être de deux espèces. Les
unes renferment le bacille de Koch et sont probablement dues à l'action de cet agent sur le tissu de
l'endocarde: les autres ne le renferment pas et le
plus souvent ne montrent à l'examen le plus appro-
fondi aucune espèce de microbe; leur nature est
indéterminée. »

L'endocardite typhique est *exceptionnelle* dans la
fièvre typhoïde. Lorsqu'on a noté la présence de
souffles chez les malades, ces souffles relèvent
presque toujours d'altérations du muscle cardiaque, et à l'autopsie les valvules apparaissent
saines.

Les faits d'*endocardite typhique* décrits par
Griesinger[2], par *Liebermeister*[3], par *Boyer*[4] ne peu-

---

1. Léon. *loc. cit.*, page 86.
2. Griesinger. Traité des maladies infectieuses. 1868.
3. Liebermeister. Ziemssen's Handbuch d. spec. path. u. Ther., 1876
4. *Soc. anat.*, 1875.

vent plus être cités aujourd'hui qu'on demande, dans ces délicates questions, l'examen bactériologique, et non pas seulement une description clinique et anatomique. De nouvelles recherches bactériologiques permettront peut-être d'apporter des faits plus précis.

On divise les *endocardites typhiques*[1] en *secondaires et primitives*. En effet, les lésions intestinales ou encore les escharres de la période terminale de l'affection peuvent servir de porte d'entrée à différents microbes capables de produire des accidents infectieux et de donner naissance à l'endocardite. Cette *forme secondaire* est même la seule dont l'existence ait été démontrée par les recherches bactériologiques. Elle a été vue par *Klebs* qui a constaté au niveau du bord libre de la valvule mitrale et à la surface de la valvule aortique l'existence de saillies gélatiniformes formées de microcoques: *Senger*[2] y a décrit le *streptocoque pyogène*.

Girode[3] a donné une observation d'*endocardite*

1. Lion, *loc. cit.*, pages 86 et suiv.
2. Senger. Deutsche med. Wochen, 1886.
3. Girode. Thèse de Lion, page 144.

primitive due au dépôt du bacille d'Eberth sur les valvules ; chez un malade mort de fièvre typhoïde il existait vers le bord libre de la valvule auriculo-ventriculaire gauche sur tout le pourtour de son côté interne, une couronne de végétations en choux-fleurs, le sang retiré du cœur gauche à l'aide d'une pipette stérilisée contient, après culture, un grand nombre de bacilles typhiques. Il est regrettable que l'examen bactériologique n'ait pas également porté sur les végétations ; car l'auteur ne dit pas, dans son observation, s'il existait au niveau des végétations d'autres microbes.

On voit donc que jusqu'à présent l'*endocardite typhique primitive* n'est pas démontrée d'une façon bien nette.

Dans la *blennorrhagie* la question était également très vague, très indécise jusque dans ces derniers temps ; une observation de *Leyden*[1] est venue donner une démonstration complète.

Dans une des dernières séances de la Société de médecine interne de Berlin, le professeur *Leyden* a

____

1. *Gaz. médic. de Paris*, 22 juillet 1893.

communiqué l'observation d'un homme de vingt-
deux ans qui était entré dans son service avec les
signes d'une insuffisance aortique et d'une endocardite aiguë. Le malade était en proie à une fièvre très
intense et son état général trahissait le caractère
malin de l'endocardite dont il était affecté. Peu de
temps auparavant le malade avait eu une uréthrite
blennorrhagique, qui s'était compliquée d'une
arthrite de même nature. Il y avait donc lieu de
soupçonner un rapport étroit entre la blennorrhagie
et l'endocardite, chez le malade en question. Quelle
était la nature de ce rapport? L'endocardite était-
elle de même origine que la blennorrhagie, avait-
elle été causée par le gonococcus de Neisser, par le
micro-organisme pathogène de l'infection blennorrhagique, ou bien la blennorrhagie avait-elle été le
point de départ d'une infection mixte, avait-elle
ouvert la porte à des micrococques septiques qui, en
émigrant vers l'endocarde, avaient fait éclore une
endocardite infectieuse?

A ce propos, M. *Leyden* a rappelé que cette
seconde hypothèse a été admise par la plupart des
auteurs qui, dans le cours de ces dernières années,

ont publié des exemples d'endocardite développée à la suite ou dans le cours d'une blennorrhagie. Or chez le malade de M. *Leyden*, la preuve a été obtenue que l'endocardite avait été provoquée par la présence du gonococcus à la surface de l'endocarde. Le malade a succombé. Son endocarde a fait l'objet d'un examen bactérioscopique en règle. Cet examen a fait constater à la surface de cette membrane la présence de diplocoques qui réalisaient tous les caractères morphologiques du gonococcus de Neisser : disposition en forme de zooglées, situation intra-cellulaire des coccis autour des noyaux, groupement en forme de diplocoques, résultats fournis par l'emploi du procédé de coloration de Gram.

Les *endocardites des fièvres éruptives, des oreillons, de la diphtérie, du rhumatisme*, forment un groupe d'endocardites au sujet desquelles on n'a pas de données précises, soit en ce qui concerne le microbe pathogène de la maladie primitive, soit pour ce qui a trait aux micro-organismes dont relève la détermination endocardiaque même. On ne peut donc faire que des suppositions.

Cependant il semble logique d'admettre dans ces différentes endocardites, encore mal connues, qu'il en existe *deux variétés*: l'une serait due à l'imprégnation des valvules par le microbe spécifique de la maladie (gonocoque, etc.), l'autre se développerait à la suite de la pénétration dans le sang de microbes divers dont le passage se trouverait favorisé par l'infection primitive; on pourrait donc les classer en *endocardites primitives et secondaires.*

On admet généralement cette division, sans en avoir de démonstrations bien nettes, *pour l'endocardite blennorrhagique*, pour *l'endocardite de la scarlatine, de la variole, de la rougeole, des oreillons, de la diphtérie, du rhumatisme.*

CHAPITRE VI

SYMPTOMES

Dans une description courte comme celle que comporte ce manuel, il n'est pas possible de s'étendre longuement sur toutes les formes que peut présenter l'endocardite. Il est préférable, selon nous, de limiter la description à *deux types spéciaux* d'endocardite, *l'endocardite simple, rhumatismale* et *l'endocardite infectieuse.*

Ces deux types séparés cliniquement par les symptômes qu'ils présentent ne constituent cependant pas deux maladies distinctes: l'endocardite simple peut devenir brusquement infectieuse. Nous ne saurions trop le répéter, *il n'y a pas une endo-cardite, il y a des endocardites:* les différences viendront et du *terrain* sur lequel la maladie aura à évoluer, et du *micro-organisme* qui aura pénétré dans la circulation.

A. — *Endocardite simple*[1] (*aiguë ou subaiguë*). Au point de vue clinique, il faut distinguer l'*endocardite valvulaire* de l'endocardite *pariétale*, car si la première a des signes propres qui en révèlent l'existence, la seconde peut à peine être soupçonnée.

L'*endocardite valvulaire* est la plus fréquente et donne naissance à des signes bien plus importants que l'endocardite *pariétale*.

Le plus souvent l'endocardite est sous la dépendance d'une affection générale aiguë antérieure, ou bien elle est *associée* à d'autres phlegmasies qui peuvent en partie la voiler. Ces diverses circonstances modifient la symptomatologie et ne permettent pas de présenter une description générale de l'endocardite applicable à tous les cas.

---

1. Nous emprunterons la symptomatologie à l'article si complet de Jaccoud (*Dict. de Jaccoud*). Quoique écrit en 1870, cet article est encore nouveau. Il a, du reste, été copié en maints endroits par des auteurs allemands qui ont oublié de citer la source à laquelle ils avaient puisé.

Début. — Souvent *l'endocardite* [1], et nous prenons comme type celle qui survient dans le cours d'un rhumatisme articulaire aigu, est annoncée par une recrudescence notable de la *fièvre* : les *contractions cardiaques* deviennent *irrégulières* et *tumultueuses* le *pouls s'accélère*, et la *température générale* du corps s'élève brusquement d'un demi-degré à un degré et plus.

Ainsi donc, au début, ce qui frappe l'observateur, c'est la force et l'accélération des battements du cœur, le pouls dur et vibrant. Souvent ces troubles fonctionnels du cœur précèdent de plusieurs jours les bruits anormaux caractéristiques. Cependant ces symptômes d'excitation du cœur sont souvent éphémères et si légers qu'ils échappent à l'observation.

On peut dire que la seule importance de ces signes est d'attirer l'attention du médecin sur des complications qui pourraient sans cela passer inaperçues.

---

1. Nous parlons de l'endocardite secondaire, nous avons déjà dit que l'existence de l'endocardite primitive simple était très problématique aujourd'hui ; bien des auteurs ne l'admettent plus, avec juste raison.

« Un des phénomènes prodromiques, dit *Jaccoud*, qui nous semble devoir mériter une mention spéciale est *l'élévation brusque de la température* ; ce signe nous a souvent permis de prédire quelques jours à l'avance l'invasion prochaine d'une inflammation cardiaque dans le cours d'un rhumatisme articulaire aigu, alors qu'aucun trouble ne s'était encore manifesté dans l'organe central de la circulation. »

Mais cette recrudescence thermométrique, elle aussi, peut faire défaut. De sorte que la conduite la plus sûre à tenir est *d'examiner tous les jours le cœur* des malades atteints soit de rhumatisme ou de toute autre maladie aiguë susceptible de déterminer l'endocardite.

L'endocardite subaiguë est le plus souvent silencieuse dans son invasion, et reste latente :

« Au total, abstraction faite de quelques cas exceptionnels, l'endocardite est du nombre des maladies qui ne se dénoncent pas elles-mêmes : elle veut être cherchée et n'est vraiment saisie que par l'exploration directe ; aussi le médecin doit-il toujours avoir l'oreille au guet, pour ainsi dire, afin d'être averti de son approche et de la reconnaître à son premier signe. » (Jaccoud.)

La fièvre est au maximum dès les deux premiers jours; elle paraît bien plutôt influencée par la maladie primitive que par l'inflammation endocardiaque. Il est rare que *la fièvre* dépasse 39 degrés; elle n'obéit à aucun cycle défini, et l'endocardite aiguë n'a pas en réalité de symptômes thermiques propres.

Elle peut suivre son cours sans modifications bien notables de la température, ou présenter parfois des élévations et des recrudescences qui ne sont soumises à aucune règle fixe.

Les maladies peuvent n'accuser *aucun phénomène subjectif*. Cependant, si l'endocardite a une certaine intensité, ils éprouvent une sensation vague *d'oppression précordiale*. Quelquefois c'est une sensation de chaleur derrière le sternum ou dans le creux épigastrique, *mais il n'y a pas de douleur proprement dite*; si on la constate, on doit la rapporter à une péricardite ou à une pleurésie concomitante.

A cette anxiété précordiale se joignent habituellement des *palpitations* plus ou moins marquées; continues ou à rémissions très courtes, elles augmentent ou se reproduisent au moindre mouvement, à la moindre émotion; dans certains cas elles *sont plus fréquentes la nuit* et troublent le sommeil.

Le cœur présente des caractères variables; tantôt il bat avec une très grande énergie et ses contractions sont perceptibles à la vue, et la main, appliquée sur la région précordiale, peut percevoir un *frémissement vibratoire. Le pouls* est alors plein, dur, ample et fréquent; régulier parfois, le plus souvent il est *intermittent*; ces *intermittences* ne se retrouvent pas dans les contractions cardiaques; ce sont des *intermittences fausses* par rapport au cœur, et elles sont produites par la difficulté qu'éprouve le sang à franchir l'orifice aortique.

Tantôt le cœur a des mouvements réguliers :

« L'activité anormale du cœur, qui se révèle au début de l'endocardite par la force d'impulsion, par les battements exagérés des carotides et l'accélération du pouls, a été attribuée par certains auteurs à l'excitation produite par le muscle cardiaque par le travail phlegmasique auquel les fibres les plus intimes prendraient une certaine part; selon d'autres, la fréquence du pouls serait le résultat d'une irritation des ganglions nerveux logés dans les parois du cœur. » (Jaccoud.)

Ce trouble de la circulation cardiaque *exerce une influence plus ou moins marquée* sur les autres fonctions.

L'éréthisme cardiaque retentit sur la *circulation de l'encéphale*; ainsi s'expliquent la céphalalgie, les éblouissements, et les tintements d'oreille.

Mais c'est sur la *circulation pulmonaire* que les troubles cardiaques produisent leur premier et principal effet : « L'appareil vasculaire (*Gendrin*, 1842) des poumons est plus que toute autre partie du système circulatoire sous la dépendance immédiate des fonctions du cœur. En effet, les vaisseaux des poumons s'ouvrent directement par leurs troncs principaux, dans les cavités cardiaques. L'appareil vasculaire est court, l'influence de la pesanteur y est relativement moindre, tandis que l'activité musculaire locomotrice y exerce une action énergique.

Les conditions dynamiques qui président à la circulation pulmonaire se dérangent donc avec facilité, et dans de larges limites, dans les maladies du cœur.

Aussi la circulation pulmonaire est plus rapidement troublée que la grande. C'est en elle qu'on trouve le point de départ, comme c'est en elle qu'on trouve les premiers indices de tous les accidents les plus graves des maladies du cœur. »

Valleix insiste également sur la fréquence des *troubles respiratoires* dans l'endocardite. Pour *Bouillaud*, au contraire, l'influence de l'endocardite aiguë sur la respiration serait presque nulle, dans les cas où la circulation se fait assez librement à travers le cœur; et toutes les fois qu'un grand obstacle s'oppose au cours du sang dans les cavités du cœur, les malades sont en proie à la plus déchirante oppression et ne peuvent pas satisfaire le pressant besoin de respirer qui les tourmente.

La *dyspnée* est fréquente, mais elle peut manquer; elle résulte non pas du processus phlegmasique lui-même mais de la lésion valvulaire aiguë

qu'il détermine. Aussi lorsque la maladie trainant
en longueur permet le développement d'une dilatation ou d'une hypertrophie suffisante, la dyspnée
diminue peu à peu et disparait si la compensation
est parfaite.

Peu à peu les *battements* du cœur sont moins
violents, et le *pouls* devient mou, faible, irrégulier
même. Cet affaiblissement secondaire de l'action
du cœur est d'autant plus précoce que l'excitation
initiale a été plus violente. On a invoqué, pour
expliquer ce phénomène, différentes causes telles
que : *modifications produites* dans la contractilité
des fibres musculaires cardiaques par leur partici-
pation à la phlegmasie, *épuisement paralytique* de
ces fibres, *troubles fonctionnels de l'appareil nerveux* qui commande le rythme du cœur, *infiltration
œdémateuse* du tissu contractile, etc. En somme,
tous ces processus amènent une diminution de la
contractilité de l'organe, et même une *parésie du
cœur*. Cette *parésie cardiaque*, à son tour, tient sous
sa dépendance la plupart des troubles fonctionnels qui surviennent dans le cours de l'endocardite.

A une certaine période de la maladie on peut observer une tendance aux *lipothymies*, à la suite d'une émotion un peu vive ou d'un effort musculaire énergique, et des *troubles de la respiration* dus à ce que les lésions des valvules s'opposent au libre cours du sang, et à ce que l'affaiblissement de la contractilité du cœur est impuissant à surmonter l'obstacle.

L'affaiblissement de la contractilité cardiaque explique également les *éblouissements*, la *céphalalgie*, les *vertiges*, les *bourdonnements d'oreille*, le *délire*, les *mouvements convulsifs*, ou même les *convulsions véritables*, phénomènes dus à la *stase encéphalique*.

« On voit que c'est la parésie du cœur qui fait le danger actuel de l'endocardite, comme les lésions valvulaires en font le danger ultérieur.... Les troubles fonctionnels et les symptômes subjectifs de l'endocardite n'ont rien de caractéristique et la plupart d'entre eux se présentent, soit isolés, soit réunis dans les autres maladies du cœur et de ses enveloppes, soit même dans les affections d'organes éloignés. » (Jaccoud.)

SIGNES PHYSIQUES.

A. — *L'inspection* fait découvrir quelquefois une *légère voussure* à la région précordiale ; mais ce signe fait défaut dans l'endocardite simple et n'apparaît que lorsqu'il existe une *péricardite concomitante*.

A la *vue* et à la *palpation*, on peut apprécier l'impulsion énergique et puissante du cœur ainsi que le nombre de ses battements. Le cœur semble parfois tout à fait superficiel : il y a de véritables palpitations aiguës, qui se font sentir dans une étendue plus considérable qu'à l'état normal.

La main, appliquée sur la région, peut également percevoir un *frémissement vibratoire*.

B. — La *percussion* ne donne de résultats que lorsqu'il existe des altérations d'orifices en raison de la dilatation aiguë du cœur (cœur droit dans les lésions mitrales, ventricule gauche dans les lésions aortiques).

C. — L'*auscultation*, le plus important des moyens d'investigation dans cette affection, ne laisse souvent entendre, au début, qu'un *tintement métallique* qui accompagne le premier bruit.

Le plus souvent les bruits valvulaires sont sourds et voilés. Puis on peut percevoir au premier temps un *murmure léger*, un *souffle doux* se changeant parfois en un *souffle plus intense* et offrant tous les caractères des *bruits de râpe, de scie*, etc.

Ces bruits de souffle en eux-mêmes n'ont rien qui les distingue des souffles propres aux lésions valvulaires chroniques; ils n'ont de spécial que la soudaineté, que l'acuité de leur apparition dans le cours d'une maladie fébrile.

Comme l'inflammation affecte de préférence la valvule mitrale, les *bruits morbides* sont le plus souvent *systoliques*.

Le bruit anormal est au premier temps et à la pointe dans le cas d'*insuffisance mitrale*, au second temps et à la pointe dans le cas de *rétrécissement mitral*; dans ce dernier cas le souffle peut être interposé entre le second temps et le premier; c'est le *souffle présystolique*.

Lorsqu'il existe un *rétrécissement aortique*, le souffle est à la *base* et au *premier temps*; *à la base et au second temps*, s'il y a *insuffisance aortique*.

Il sera nécessaire de rechercher les bruits anormaux dans les foyers d'auscultation des orifices droits, quand l'endocardite *frappe le cœur droit.*

On comprend que les souffles pourront eux-mêmes être combinés de diverses façons lorsque les lésions seront multiples.

Comme les *altérations de l'orifice mitral* sont celles qui troublent le plus sérieusement la circulation pulmonaire, la résistance au cours du sang dans l'artère pulmonaire est augmentée, ce qui donne lieu à une *intensité inusitée du second bruit* perçu dans le foyer d'auscultation de l'*artère pulmonaire*; ce *renforcement du second ton pulmonaire* permet de distinguer avec une certitude absolue les souffles résultant d'altérations matérielles des valvules, des souffles anorganiques produits par l'anémie et la fièvre.

« L'endocardite aiguë, dit *Jaccoud*[1], n'est pas une maladie cyclique comme la pneumonie, par exemple, parcourant ses diverses phases avec une constante régularité. Elle est souvent, au contraire,

____

1. *Loc. cit.*, page 287.

irrégulière et capricieuse dans son cours, variable et changeante dans ses formes et dans ses degrés. Tantôt rapide, passagère et subaiguë; tantôt lente, progressive et irrémédiable dans ses conséquences; parfois soudaine dans son début, franche dans ses allures et accessible dans son cours; le plus souvent insidieuse, obscure et comme larvée, silencieuse dans son évolution, presque fatale dans ses effets. »

L'endocardite aiguë a *une durée variable* et *subordonnée* à la nature et à l'intensité des causes de la maladie, son étendue, le terrain sur lequel elle évolue, et les complications si fréquentes. De quelques jours dans les cas légers, elle arrive à une ou deux semaines dans les cas graves.

La terminaison la plus fréquente est le passage à *l'état chronique :* la fièvre cesse, les troubles circulatoires s'amendent, mais les signes d'auscultation subsistent; l'endocardite aiguë a donné naissance à une lésion valvulaire irréparable.

Dans les cas mortels, *la mort* est due à l'affaiblissement des contractions cardiaques et à l'asphyxie qui en est la suite. La mort peut être la conséquence de coagulations intra-cardiaques, d'embolies viscérales et en particulier d'embolies cérébrales.

Il est des cas dans lesquels *la mort* n'est point le fait de l'endocardite, mais le résultat d'une *complication*, telle que la *péricardite*, la *myocardite* et les *phlegmasies pleuro-pulmonaires*, *pleurésie*, *pneumonie*, *aortite*, etc.

« Ces maladies développées sous la même influence que l'endocardite, coïncident le plus souvent avec elle, mais elles peuvent parfois lui succéder et apparaître dans son cours : dans ces cas on doit les considérer comme de véritables complications ; car non seulement elles peuvent entraver la marche régulière de la maladie primitive, aggraver son pronostic et retarder la guérison ; mais souvent aussi, par les désordres qu'elles déterminent dans l'appareil cardio-pulmonaire, provoquer promptement l'issue léthale. » (Jaccoud.)

La *guérison complète* est possible mais rare. Quelquefois l'endocardite ne laisse après elle qu'un simple épaississement des valvules sans en détruire la souplesse.

CHAPITRE VII

SYMPTOMES

(Suite)

ENDOCARDITE INFECTIEUSE

« Plus insidieuse[1], plus latente encore si elle n'est pas attentivement cherchée, cette forme ne présente aucune particularité qui lui soit propre en ce qui concerne les phénomènes cardiaques ; c'est par les caractères de la fièvre, par la prostration générale et par la gravité des accidents secondaires qu'elle s'affirme comme une maladie de mauvaise nature. L'auscultation du cœur peut seule en faire découvrir le siège. Si cet examen est omis, l'origine du mal est fatalement méconnue et le diagnostic oscille. incertain et erroné, entre une

1. Jaccoud, *loc. cit.*, page 294.

fièvre typhoïde grave et une infection putride ou purulente indépendante de tout traumatisme.

Ce sont là, en effet, les modalités cliniques que revêt le plus souvent l'endocardite infectieuse à laquelle, en conséquence, on reconnaît deux formes, la *typhoïde* et la *pyémique*. Ces deux formes ne sont pas toujours nettement tranchées ; tantôt elles alternent, tantôt leurs symptômes se mêlent et s'enchevêtrent pour ainsi dire. Dans certains cas même, les symptômes cardiaques font complètement défaut ou éveillent à peine l'attention. »

Aujourd'hui on divise l'*endocardite infectieuse* en *trois* types, *forme typhoïde*, *forme pyémique*, *forme intermittente*, selon la prédominance de tel ou tel symptôme. Cette division est plus raisonnable, plus simple que celle qui a été proposée parfois et qui consiste à décrire autant *de formes* qu'il y a de *symptômes marqués* : il faudrait alors décrire des formes pyohémique, typhoïde, pulmonaire, rénale, ictérique, cholérique, etc., etc.

Les formes typhoïde, pyohémique, intermittente se traduisent par des signes locaux à peu près semblables. « Ce sont ceux de l'endocardite aiguë, avec cette différence que le processus morbide, accomplissant dans un espace de temps généralement plus court son œuvre de destruction, une observation attentive et souvent répétée peut parfois en suivre les progrès pour ainsi dire jour par jour (*Charcot* et *Vulpian*).

Les battements du cœur sont accélérés, superficiels, parfois précipités ; les palpitations fréquentes ; il existe souvent une dyspnée intense.

A *l'auscultation* on constate l'existence soit d'un *souffle* au *premier temps* qui a son maximum à la pointe, soit *d'un souffle rude, râpeux*, à chaque systole, s'entendant dans une grande étendue de la région précordiale.

Chez d'autres malades le *deuxième bruit* est remplacé *par un bruit de souffle* qui se perçoit sur le *trajet de l'aorte et dans les deux carotides*. Sur d'autres on a pu entendre le *redoublement du second bruit*, très marqué au niveau de *la base* avec souffle aspiratif.

Dans certains cas on a constaté la *disparition* brusque d'un souffle antérieurement entendu, ou bien le développement rapide d'un bruit au second temps succédant à un souffle au premier. *Ces variations brusques* du souffle cardiaque se présentent dans les cas où des végétations pédiculées, siégeant sur les valvules, peuvent ainsi obturer leur perforation.

Ces symptômes cardiaques précèdent toujours *les symptômes généraux* qui donnent à la maladie son cachet particulier et la différencient de l'endocardite simple.

Forme typhoïde[1]. — Dans cette forme le début a lieu le plus souvent par un frisson unique, après quoi la fièvre présente d'*emblée l'élévation thermique* extrême qui appartient aux maladies infectieuses; le *thermomètre* monte dès les premiers jours à 40, 41, 41,5; le *pouls* s'accélère d'abord, bat 130, 140, 150; puis dans certains cas retombe à 80 ou 90. Ce frappant et brusque ralentissement du pouls, joint à son excessive faiblesse et à ses irrégularités, doit toujours être considéré comme un signe du plus fâcheux augure (*Jaccoud*).

La *prostration* des forces est rapide; dès le troi-

---

1. Voir Jaccoud, *loc. cit.*, pages 295 et suivantes.

sième ou quatrième jour l'*adynamie* est aussi marquée que celle qui frappe le typhique arrivé au second septenaire.

Le malade présente de l'*agitation*, de l'*excitation* cérébrale, du *subdélirium*, ou même un violent *délire*; puis bientôt ces phénomènes sont remplacés par de la *somnolence*, de la *stupeur* et du *coma*.

La *langue est sèche* et *fuligineuse*, les *narines pulvérulentes*; les *digestions* sont troublées dès le début, le catarrhe et les ulcérations de l'intestin produites par les *embolies mésentériques* provoquent une diarrhée abondante souvent incoercible, avec ballonnement du ventre.

En même temps que ces *évacuations alvines*, le malade peut avoir des *crampes*, du refroidissement des membres, avec altération des traits, extinction de la voix, etc., il semble qu'on soit en présence d'un *cholérique*.

Parfois on observe de la *toux*, de la *dyspnée*, des *râles sous-crépitants*, une *pleurésie* ou une *pneumonie*.

Il existe des *sueurs très abondantes* avec sudamina. « La ressemblance déjà si grande de ces phénomènes *ataxo-adynamiques* avec le typhus abdominal est souvent accrue par la *tuméfaction de la rate* et par des *éruptions rosées* ou *pétéchiales* à la surface du corps. Le premier de ces symptômes que l'on retrouve dans la plupart des maladies septiques, est dû tantôt à l'*hyperplasie* de la pulpe splénique (*Friedreich*), tantôt à *la formation d'infarctus* dans l'épaisseur de l'organe (*Jaccoud*).

Les *éruptions rubéoliformes, hémorrhagiques* ou *même purulentes* sont plus rares; elles seraient dues à l'embolie diffuse des capillaires cutanés. Dans certains cas il se forme des *gangrènes cutanées* limitées ou diffuses. L'*herpès facial* est assez fréquent. La peau a une grande tendance à se *gangréner*.

Il est important, dit *Eichhorst*[1], pour le diagnostic, de faire *l'examen des yeux*; on trouve souvent sous la conjonctive des *extravasats sanguins* produits par l'obturation embolique des vaisseaux. A l'examen ophtalmologique on peut voir *des hémor-*

_____

1. Eichhorst. Traité de pathologie interne. Paris, Steinheil, 1889

rhagies sur la rétine; la disposition de ces extra-vasats et leur centre blanchâtre trahit suffisamment leur origine.

On a signalé également des cas de *gangrène de la rétine* à la suite d'embolies.

Nous n'insisterons pas ici sur les lésions et les accidents dus aux *processus emboliques;* nous y reviendrons à propos *de la forme pyémique.*

« Ces dépôts emboliques[1], le plus souvent multiples, ne paraissent cependant pas constants, et il est digne de remarque que la mort peut survenir par le progrès de l'adynamie, sans accidents métastatiques; ce fait ne permet donc pas d'attribuer la gravité de la maladie uniquement à la diffusion des produits endocardiaques, et il conduit à voir dans ce *complexus morbide un état général primitivement grave* qui résulte sans doute d'une altération du sang, comme la fièvre typhoïde elle-même, avec laquelle il offre une si étroite analogie symptomatique. »

Forme pyémique. — Dans cette forme les *foyers*

1. JACCOUD, *loc. cit.,* page 297.

métastatiques sont constants, et la gravité semble croître selon leur siège et leur nombre. C'est *une véritable infection purulente traumatique; la source du poison est non pas dans le cœur, mais à la surface d'une plaie cutanée ou muqueuse d'une porte d'entre.*

Le début est également brusque: mais, au lieu d'un *frisson unique*, il y a pendant les premiers jours des *frissons répétés*, dont le retour n'a d'ailleurs rien de régulier; ils se montrent deux fois dans la même journée, tantôt tous les jours, ou bien ils laissent entre eux plusieurs jours d'intervalle.

Le frisson est suivie d'une chaleur vive et de sueurs parfois abondantes.

Dès le début la *fièvre est intense*; on peut observer à partir du second jour 40, 41, 41°.5. *Le cycle thermique* est essentiellement caractérisé par des variations et des irrégularités considérables, entre des élévations extrêmes et des abaissements profonds.

Le *pouls* est ordinairement plus fréquent que dans la *forme typhoïde*; il bat 120, 130, 140,

160 par minute. Le *pouls* est parfois *dicrote*, les pulsations peuvent même être réunies trois à trois, quatre à quatre, chaque groupe de pulsations restant séparé par un intervalle régulier.

Assez souvent le pouls devient bondissant ; vers les derniers jours, il présente de *grandes irrégularités* jointes à une extrême *faiblesse*.

Le malade présente un *facies altéré, jaunâtre, terreux* ; le plus souvent il existe une *teinte ictérique* des conjonctives et de la peau.

Dès ce moment l'*examen du cœur* révèle l'existence d'une endocardite.

Puis surviennent plus ou moins rapidement les phénomènes indicateurs des *foyers secondaires*.

Infarctus des poumons. — La respiration est fréquente et difficile ; l'oppression et l'angoisse sont excessives ; les crachats peuvent être sanguinolents et écumeux ; il y a parfois des râles disséminés dans les poumons, du souffle bronchique, etc.

Infarctus de la rate. — La région splénique est gonflée et douloureuse.

Obturation du tronc et des rameaux de l'artère

hépatique. — On observe alors les symptômes de l'atrophie aiguë du foie, ictère, etc.

Infarctus des reins. — Les lombes sont le siège de douleurs très vives, irradiant jusque dans les aines et les testicules; il existe de l'*hématurie*, de l'*albuminurie.*

Infarctus cérébral. — On observe alors des attaques apoplectiformes, et de l'hémiplégie.

Infarctus de l'intestin grêle. — Ils produisent des ulcérations intestinales qui ont une certaine analogie avec celles de la fièvre typhoïde[1], mais en diffèrent par leur siège qui n'a aucun rapport avec les follicules glandulaires intestinaux et n'est point systématiquement localisé vers le voisinage de la valvule de Bauhin, par l'aspect des bords de l'ulcération, qui sont vascularisés, rougeâtres et non taillés à pic, enfin par la présence de petites hémorrhagies interstitielles.

Ces ulcérations donnent lieu à *des diarrhées profuses* et *fétides* qui peuvent être teintées de sang.

1. Barié, article Endocardite. Dict. de Dechambre, page 508.

Embolies de la peau. — Ces embolies s'arrêtent parfois dans l'épaisseur de la peau et sont la cause de certaines *éruptions érythémateuses*, de taches *de purpura*; ce sont de petites embolies capillaires dans les ramuscules cutanés.

Les abcès articulaires se forment avec une grande rapidité et rappellent le pseudo-rhumatisme; ils ne provoquent que peu ou pas de douleur, même dans les mouvements; les jointures sont gonflées, un peu douloureuses à la pression; la tuméfaction s'accompagne d'une rougeur diffuse, peu vive; dans les grandes articulations on peut percevoir une fluctuation assez nette.

En même temps[1] qu'on observe des infarctus multiples vers les organes viscéraux, on peut voir une autre série d'accidents dus à la présence *d'embolies artérielles*.

Bernutz (1861) en a signalé un des premiers cas à la suite d'une endocardite mitrale avec symptômes graves. *Ellis* (1877) a vu ces embolies siéger dans les *artères de la jambe gauche*; *Fenwick* (1877),

---

1. BARIE, *loc. cit.*, pages 508 et 509.

dans l'*artère axilaire*. *Carrié* (1877) a rapporté le cas d'une jeune fille de quatorze ans atteinte d'endocardite infectieuse, chez laquelle survinrent à la fois des infarctus de la rate, des reins, et une *embolie de l'artère radiale* droite. *Esquerdo* (1878) signalait le cas d'un sujet frappé à la fois d'embolie dans l'*artère cérébrale moyenne*, dans les *artères axillaire et poplitée*. *Sharkey* (1885) a rapporté un nouveau fait d'*embolie dans l'artère sylvienne*.

De semblables accidents sont d'une gravité extrême; quand l'*embolus* obture complètement l'artère principale d'un membre et qu'une circulation collatérale est insuffisante à rétablir le cours du sang, on observe d'abord la suppression des battements artériels, le refroidissement du membre, des sensations douloureuses aux extrémités, puis de l'insensibilité, de la parésie motrice, de la cyanose et enfin de la *gangrène sèche*.

Les mêmes accidents emboliques s'observent dans les *artères viscérales* ou des organes des sens; *embolie de l'artère hépatique, embolies des artères mésentériques, embolies de l'artère ophtalmique.*

Les hémorrhagies ne sont point rares à cette

période ; les unes sont produites par les *infarctus*, les *embolies capillaires* ou *viscérales*, ou *cutanées*, les autres sont la conséquence de l'altération profonde que subit le sang sous l'influence de l'empoisonnement ; les plus fréquentes sont l'*épistaxis*, le *mélæna*, l'*hématurie*, le *purpura* et même l'*apoplexie pulmonaire*.

Forme intermittente. — Dans cette forme d'endocardite, la maladie simule la *fièvre palustre* ; on observe du *gonflement de la rate* et du frisson suivi d'élévation de la *température* ; celle-ci se termine après quelques heures, par des sueurs donnant lieu parfois à une *éruption miliaire* abondante. Les *frissons* peuvent être périodiques à type quotidien, tierce, quarte.

En dehors des accès fébriles les malades sont relativement assez bien.

Cependant ils sont *pâles* et ont peu d'appétit. L'examen du cœur[1] ne fournit aucun résultat certain ; tantôt les phénomènes morbides manquent totalement, tantôt on observe une *légère dilatation*

---

1. Eichhortz, *loc. cit.*, page 11.

du cœur droit et des bruits systoliques aux orifices du cœur, que l'on mettra le plus souvent sur le compte de l'anémie.

Le diagnostic différentiel entre l'*endocardite* et la *fièvre intermittente* peut être longtemps en suspens. Le cas deviendra d'autant plus suspect que la disparition de la fièvre sera moins complète, que les frissons reviendront de plus en plus irrégulièrement, et que l'emploi de la quinine restera sans effet. Dans d'autres cas on est éclairé par des douleurs des reins, par une *hématurie*, qui font penser à une *endocardite septique*. L'état du cœur doit aussi être surveillé, le *souffle* que l'on aura découvert deviendra de plus en plus fort, la dilatation du ventricule droit augmente, le bruit produit au niveau de l'orifice pulmonaire est claquant; en d'autres termes il s'est produit sous les yeux de l'observateur des signes d'insuffisance mitrale.

Le caractère singulièrement intermittent de la fièvre peut durer des semaines, mais insensiblement celle-ci prend un type de plus en plus continu; les malades s'affaiblissent; on observe alors, comme dans les autres formes de l'affection, ces modifi-

cations de la peau, des muqueuses, des yeux, dues
à un *processus embolique*.

Vers la fin de la maladie, le *type intermittent*
de la fièvre peut prendre le *type typhoïde*.

Cette forme *intermittente* a parfois une durée
assez longue, quatre, cinq, six, sept, huit semaines
même.

Nous ne croyons pas devoir donner d'autres
descriptions d'*endocardites*; on en a décrit de toutes
les formes possibles, depuis l'endocardite infectieuse
latente jusqu'à l'endocardite simulant la péritonite,
la méningite, la méningite cérébro-spinale, l'aliéna
tion mentale, la paralysie faciale, etc., etc. Ce
serait vouloir diviser et compliquer à plaisir une
question de pathologie, qu'on peut, avec raison,
faire rentrer dans *deux ou trois types différents*.

CHAPITRE VIII

PRONOSTIC

L'endocardite simple (rhumatismale, par exemple) est susceptible de se terminer par *résolution complète*, de guérir. Cependant il est plus habituel de la voir passer à l'*état chronique*.

Pendant la période aiguë la mort[1] survient quelquefois par péricardite, myocardite concomitantes, d'où résultent l'*asphyxie rapide*, le *collapsus* et la *syncope*[2].

Dans les cas qui avaient été considérés dès le début comme très bénins, la mort peut survenir brusquement du fait d'*une embolie*.

---

1. Haxot, *loc. cit.*, page 70.
2. Ces endocardites terminées aussi brusquement ont été dites endocardites à forme syncopale par certains auteurs.

Dans l'*endocardite infectieuse* la *mort* est la règle; les malades[1] tombés dans une adynamie profonde sont dans un état de somnolence ou de stupeur perpétuelles, quoique l'intelligence persiste souvent pendant fort longtemps; l'amaigrissement est considérable, la face grippée; le pouls est mou, petit, à peine perceptible, les bruits du cœur sont très affaiblis, parfois irréguliers, et il n'est pas rare alors de voir disparaître les bruits de souffle qu'on avait constatés pendant la période d'état. Les malades s'éteignent peu à peu dans un *coma ultime*, ou quelquefois dans une véritable *algidité choléri-forme* succédant à une diarrhée incoercible.

Cependant on peut dire que dans la *forme typhoïde* la durée est généralement plus longue; la mort survient quelquefois après une série de *rechutes* et de *rémissions*, au bout de deux, trois, quatre semaines. Toutefois il existe des cas à marche rapide, la mort survenant le sixième jour par exemple (cas de *Saint-Philippe*, 1874), ou le troisième jour (cas d'*Eberth*).

―――――――

1. BARIÉ, *loc. cit.*

Dans la *forme pyémique* la vie ne se prolonge guère qu'*une dizaine de jours*.

On a signalé des cas où la maladie a évolué pendant un temps fort long, et la mort n'est survenue qu'après deux mois (*cas de Vinay*), quatre mois (*Letulle, Cayley*), cinq mois. *Josserand* et *Roux* n'ont vu la mort survenir chez leur malade qu'après quatre mois.

Dans *ces différentes endocardites*, certaines complications peuvent encore venir abréger la vie des malades, telles que la *pleurésie*, l'*aortite*, la *myocardite*, la *broncho-pneumonie*, les *parotidites suppurées*, etc.

La *guérison* a été observée ; elle est rare. Les valvules ont pu être touchées par des micro-organismes qui n'ont pas laissé de trace. « Il s'agit évidemment là, dit *Hanot*[1], d'une question de degrés, variables dans l'intensité de l'imprégnation infectieuse ou de la virulence des micro-organismes.... La guérison est malheureusement exceptionnelle. Et dans l'immense majorité des cas,

______

1. Hanot, *loc. cit.*, pages 162-165.

quand les symptômes généraux ont acquis une intensité telle que le diagnostic d'endocardite infectieuse s'impose au sens que je viens de rappeler incidemment, on peut dire qu'ils apportent avec eux, en même temps que la preuve de la malignité qui catégorise définitivement la maladie au point de vue nosologique, une signification pronostique qui équivaut, pour ainsi dire, à un arrêt irrévocable. »

L'endocardite aiguë, chez les enfants, est généralement d'un pronostic moins grave que chez l'adulte; les lésions disparaissent souvent. Mais parfois la maladie peut donner naissance à des altérations indélébiles d'orifices ou de valvules.

Le pronostic de l'endocardite choréique n'offre rien de particulier, bien que *Sibson* la regarde comme plus grave que l'endocardite rhumatismale simple. Cet assertion n'est généralement admise par personne.

Dans l'*endocardite varioleuse* le pronostic est plus souvent bénin; car pendant la convalescence les signes physiques s'amendent et disparaissent.

CHAPITRE IX

DIAGNOSTIC

Le diagnostic de l'*endocardite aiguë*[1] constitue un problème de pathologie d'autant plus difficile que la maladie est une de celles qui *veulent être cherchées*.

Pour établir le diagnostic de l'affection on doit tout d'abord tenir grand compte des circonstances étiologiques présentées par le malade, car presque toujours l'endocardite procède d'une affection ou d'un état général qui non seulement engendre la lésion cardiaque, mais décide encore de la nature *simple* ou *infectieuse* que celle-ci présentera plus tard.

1. BARIÉ, *loc. cit.*, page 499.

Nous n'insisterons pas sur ces points relatifs aux commémoratifs étiologiques que le lecteur trouvera au chapitre *Étiologie* (page 29).

A. — *L'endocardite aiguë simple*[1] est essentiellement caractérisée par des bruits de souffle analogues à ceux des lésions valvulaires chroniques, mais qui s'en distinguent par l'acuité et la soudaineté de leur apparition dans le cours d'une maladie fébrile.

Souffles anémiques. — L'hypertrophie ventriculaire fait défaut; si le souffle suspect siège à la pointe ou à l'appendice xiphoïde, on ne le retrouve pas au cou dans la lésion d'orifice; on l'y entend, au contraire, dans l'anémie.

Les lésions valvulaires à souffle systolique rendent le pouls petit, irrégulier; il est faible, ample, et plein dans l'anémie.

Enfin le souffle anémique n'est jamais accompagné de l'accentuation du deuxième ton pulmonaire; ce phénomène est presque constant dans l'endocardite à souffle systolique.

---

1. Jaccoud, *loc. cit.*, page 290.

L'état fébrile peut également donner naissance à un murmure qui se distingue du souffle endocardiaque par sa faible intensité et sa prompte disparition.

La péricardite sèche donne lieu à *un frottement* : c'est un bruit d'attrition, de craquement, bruit inégal et aplati.

Le souffle endocardiaque est souvent doux, filé, uniforme rappelant, dit *Jaccoud*, le bruit produit par l'émission aphone de la diphtongue *ou*, tandis que le frottement ressemble au bruit que l'on produit par l'expiration gutturale des lettres *trrr*....

Parfois cependant le souffle endocardiaque présente un timbre tellement râpeux, que les caractères intrinsèques du bruit ne peuvent suffire pour le distinguer.

Quelque étendue[1] que soit la sphère d'un souffle, il y a toujours un point où il présente *un maximum d'intensité*, et ce point *correspond toujours à l'un des quatre* foyers d'auscultation du cœur : le bruit *de frottement* est parfois *très limité*, et le point où

---

1. Jaccoud, *loc. cit.*, page 294.

on l'entend ne *correspond à aucun des orifices cardiaques*. Quant au temps, *ce souffle* est en général
franchement *systolique* ou *diastolique*, et, s'il est
double, il reproduit à l'oreille le rythme des bruits
du cœur, séparé par le petit silence ; le *frottement*
est beaucoup *plus irrégulier*, coïncidant avec l'un
des bruits du cœur, il le dépasse en durée, ou bien,
commençant avant ou après le bruit, il se termine
avec lui, ou bien enfin il n'occupe que le petit
silence. *Cette irrégularité capricieuse des bruits
péricardiaques* est un de leurs meilleurs caractères.

Le souffle endocardiaque se propage à distance,
suivant des directions bien déterminées et distinctes pour les souffles de la pointe et pour ceux
de la base.

*Le frottement ne se propage pas ; il meurt où il
est né* ; il augmente de force sous l'oreille, si, pendant qu'on ausculte, on accroît la pression du
stéthoscope ; il augmente aussi lorsqu'on place le
malade dans la station assise, le tronc fortement
incliné en avant. *Aucun de ces moyens ne modifie
des souffles.*

L'existence d'un souffle valvulaire n'indique pas d'une façon certaine *l'existence d'une endocardite aiguë.* Car on trouve parfois chez des malades atteints de rhumatisme articulaire aigu, des lésions valvulaires anciennes produisant des souffles organiques qui pourraient en imposer pour une endocardite récente. Si l'examen attentif et répété du cœur fait reconnaître des modifications dans les phénomènes stéthoscopiques, tels que des changements brusques et rapides du siège et du rythme des souffles, l'endocardite sera très probablement aiguë et récente.

Il pourra arriver également qu'*une inflammation aiguë* vienne se greffer sur des lésions valvulaires *préexistantes.*

L'aggravation des anciens symptômes ou l'apparition de signes nouveaux, tels qu'un bruit de souffle se montrant dans un point ou dans un temps du cœur où jusqu'alors on n'en avait pas entendu, permettent de faire ce diagnostic.

Jaccoud[1] insiste avec juste raison sur les cas où

---

1. JACCOUD, *loc. cit.*, page 292.

l'ataxie motrice du cœur étant très accusée, les battements inégaux, irréguliers et précipités, les souffles, bien que réels, peuvent être peu accentués ou même inappréciables. On ne devra jamais se prononcer d'après un premier examen, en pareille circonstance; on laissera le malade au repos et on le soumettra à la digitale; dès que l'action du cœur se régularise, l'auscultation permet d'entendre des bruits anormaux

Si l'on n'en perçoit pas, on peut alors en affirmer l'absence.

Les bruits de souffle peuvent également s'effacer ou disparaître dans des conditions tout opposées, *lorsque la parésie du cœur est étendue*, et que l'ondée sanguine est si faible qu'elle est impuissante à faire vibrer les valvules : « La disparition progressive ou soudaine d'un souffle antérieurement perçu, permettra de soupçonner cette complication qui peut dépendre soit de l'affaiblissement fonctionnel, de la débilité complète du muscle cardiaque, telle qu'on l'observe dans *la myocardite*, soit de la distension exagérée des cavités du cœur par des caillots sanguins. » (*Jaccoud*.)

Une péricardite concomitante avec épanchement pourra masquer également les bruits de souffles endocardiaques. Le diagnostic est très difficile, le plus souvent impossible, et l'endocardite ne se révèle qu'après la disparition de l'épanchement.

Il existe certaines formes d'endocardite dans lesquelles pendant un certain temps on ne perçoit aucun bruit de souffle. *Cette endocardite sans murmure* doit être attribuée à deux causes : l'inflammation peut n'avoir pas frappé les valvules et être restée localisée sur la face pariétale des oreillettes ou des ventricules, ou bien s'être propagée aux valvules, mais n'avoir occasionné que des lésions insignifiantes, incapables de troubler le mécanisme des valvules.

Il reste à déterminer le *siège exact* de la lésion endocardiaque ; tout le diagnostic reposera sur l'examen minutieux des signes différentiels fournis par le siège de la dilatation cardiaque, par les caractères du pouls, et les phénomènes que présentent les artères et veines périphériques, et par le siège et le temps des souffles.

Nous ne pouvons entrer ici dans tous ces détails

qu'on trouvera dans les traités de médecine aux articles *insuffisance et rétrécissement mitraux, insuffisance et rétrécissement aortiques,* etc.

B. — *Endocardite infectieuse.* « Le diagnostic[1] de l'endocardite infectieuse a été pendant longtemps sans contredit un des problèmes les plus délicats de la clinique médicale — la maladie ayant le plus souvent été reconnue sur le cadavre (*Peter*). — Cependant depuis que l'affection mieux connue s'impose à l'attention de l'observateur mis en garde contre l'inattendu de son évolution, il est possible de porter le diagnostic au lit du malade.

« Le fait clinique qui domine toute l'histoire de l'endocardite septique, c'est l'état typhoïde du sujet; or si avec cet élément on constate la coïncidence de troubles cardiaques d'allure insolite, suivis de manifestations emboliques diverses, on a réuni un grand nombre de probabilités en faveur du diagnostic de l'affection.

« Mais les choses sont loin de se présenter toujours ainsi, et dans les premiers temps de la maladie,

1. Barié, *loc. cit.*, pages 510, 511.

on ne relève chez le patient qu'un état adynamique extrême sans manifestations bien nettes vers les grands appareils.

« Si important que soit ce fait d'un état typhoïde, il ne constitue, après tout, qu'un syndrome clinique propre à la plupart des typhus et des maladies infectieuses; il y a donc lieu dans ce cas de procéder méthodiquement, de dresser un tableau différentiel entre la plupart des affections typhoïdes, pour arriver par un travail d'élimination, à asseoir définitivement le diagnostic de l'endocardite infectieuse. »

Il faut, dans cette question du diagnostic, tenir compte non seulement des commémoratifs, mais aussi des conditions d'âge et de sexe[1].

1° Chez l'*adulte*, la fièvre typhoïde, la tuberculose aiguë, l'ictère grave, l'infection purulente, la péritonite puerpérale, la méningite cérébro-spinale.

2° Chez le *vieillard*, l'urinémie, la lithiase biliaire.

---

1. Nous empruntons cette partie du diagnostic à l'article de Barié, *loc. cit.*

3° Chez l'*enfant*, les fièvres éruptives, la méningite, la périostite phlegmoneuse diffuse.

I. — *La fièvre typhoïde* frappe plutôt des adolescents nouvellement acclimatés ; elle est accompagnée le plus souvent d'épistaxis, de diarrhée spontanée, de ballonnement du ventre, de douleur dans la fosse iliaque droite. Bientôt l'apparition d'une éruption rubéolique qui ne manque pas dans la fièvre typhoïde, mais qui est exceptionnelle dans l'endocardite, dans laquelle on observe surtout des éruptions à type érythémateux ou scarlatiniforme, accentue encore les divergences cliniques des deux affections.

De plus la marche si caractéristique de la courbe thermique dans la dothiénentérie, ne ressemble pas à la température irrégulière de l'endocardite.

Quant à l'augmentation de la rate, à la présence de l'albumine dans les urines, ce sont deux phénomènes qui ne serviront guère dans le diagnostic différentiel ; car on les rencontre dans la plupart des maladies infectieuses. On pourra encore invoquer en faveur de la fièvre typhoïde l'existence d'un foyer épidémique régnant, ou même l'influence d'une contagion possible.

Enfin l'auscultation du cœur fournira un dernier élément de diagnostic en montrant, dans le cas d'endocardite, l'existence d'une cardiopathie manifeste.

La tuberculose aiguë est plus difficile à diagnostiquer, surtout au début, à cause du peu de netteté de ses signes. La fièvre est intense[1], mais sans marche définie, la courbe thermique est irrégulière et présente souvent des rémissions vespérales qui constituent ce qu'on appelle le type inverse.

En général, les troubles abdominaux sont nuls ou à peine ébauchés dans la phtisie aiguë; par contre, on relève quelques accidents thoraciques, de la toux et principalement une dyspnée souvent intense et sans rapport avec les signes stéthoscopiques peu nets mais parfois prédominants aux sommets.

Parfois on constate l'apparition de frottements

1. BARIÉ, *loc. cit.*, pages 511, 512.

pleuraux à la partie supérieure des poumons et le long de la paroi axillaire ; ou bien c'est une pleurésie avec épanchement peu abondant, d'abord unilatéral puis double, avec alternative d'augmentation et de diminution.

Les accidents thoraciques qu'on rencontre dans l'endocardite sont tout autres ; ils consistent surtout en phénomènes de catarrhe bronchique ou de congestion pulmonaire vers les bases des poumons. Quelquefois aussi on décèle la présence d'un infarctus hémoptoïque ; mais alors il est fréquent de trouver la trace d'embolies vers d'autres organes, ce qui amène naturellement à ausculter le cœur où l'on découvre la présence de bruits de souffle décisifs pour le diagnostic.

L'ictère grave peut avoir une très grande ressemblance avec l'endocardite infectieuse. Le *sexe* du sujet, et les conditions pathogéniques qui ont précédé des accidents morbides joueront un rôle important dans le diagnostic.

La femme est atteinte d'ictère grave plus souvent que l'homme ; car la *grossesse* a un rôle considérable dans l'étiologie de la maladie ; en dehors de l'état de gravidité l'ictère grave n'est le plus souvent qu'un ensemble de symptômes qui vient se montrer à la fin d'un grand nombre d'affections hépatiques, toutes les fois que les éléments parenchymateux sont en voie de destruction ou de fonte granulo-graisseuse.

Il sera donc nécessaire de rechercher si le malade n'a point présenté autrefois les signes d'une cirrhose hypertrophique, d'une lithiase biliaire ou d'une intoxication par les agents minéraux.

Les accidents nerveux sont particulièrement graves et les hémorrhagies sont très nombreuses dans les *ictères malins*. La jaunisse, quand elle existe dans l'endocardite, est en général peu marquée ; c'est plutôt un subictère. Enfin le foie peut diminuer de volume pendant la période d'état de l'ictère grave, alors qu'au contraire, dans le cours de l'endocardite, il est susceptible de tuméfaction par suite de la présence d'un infarctus secondaire.

Il est des circonstances où le diagnostic est très difficile, sinon impossible ; car lorsque les accidents de pyémie prédominent *l'endocardite ulcéreuse* a la plus grande analogie *avec l'infection purulente* traumatique ou puerpérale. Dans les deux cas on observe les frissons répétés, les sueurs profuses, la fièvre intense, les douleurs viscérales, et même les collections purulentes articulaires. La distinction est impossible à établir lorsqu'il s'agit de ces endocardites malignes qui se produisent après certains traumatismes. Nul doute, dit *Barié*, en pareil cas, qu'il ne s'agisse d'une seule et même maladie : une infection de l'organisme dans laquelle les accidents cardiaques ont pris une importance inaccoutumée, peut-être par un état de prédisposition spéciale de la part du sujet.

La péritonite puerpérale donne lieu à un météorisme extrême de l'abdomen: les vomissements répétés, la petitesse du pouls, le facies plombé et l'aspect particulier de souffrance de la malade indiquent suffisamment que le péritoine est particulièrement intéressé.

La méningite cérébro-spinale a pu, dans quelques circonstances, être confondue avec les *endocardites malignes*.

Le diagnostic est très difficile; et sur le vivant il est bien difficile d'éviter une semblable erreur, quand l'auscultation du cœur ne fournit aucun signe ;

2° *Quand chez le vieillard* se développe une endocardite infectieuse, et que les signes fournis par l'auscultation du cœur ne sont pas assez nets, assez marqués pour faciliter le diagnostic, l'affection de l'endocarde pourra être confondue avec les *états typhoïdes* si souvent liés à l'*urinémie* résultant de quelque affection chronique vésico-prostatique, ou à certains cas de *lithiase biliaire* compliquée de cholécystite ;

3° *Chez l'enfant* la maladie est rare, car il n'en existe guère qu'une douzaine de cas.

Dès le début, quand le petit malade n'a encore que la fièvre, de la prostration ou de l'agitation, on peut penser à l'apparition prochaine d'une *fièvre éruptive* ou d'une *méningite.*

La périostite phlegmoneuse diffuse pourra faire hésiter le diagnostic, à cause de la soudaineté et de la gravité des accidents vers les jointures. Ce diagnostic est d'autant plus délicat que les accidents infectieux, du côté du cœur, peuvent succéder à la périostite phlegmoneuse diffuse.

La Bactériologie devra nécessairement être mise à contribution dans toute cette partie du *diagnostic*. L'examen bactériologique du sang, ses cultures, les expériences d'inoculation aux animaux, pourront être d'un grand secours. Cependant disons que sur le vivant ces recherches ne présentent pas toutes les facilités, et, par conséquent, tous les avantages que le médecin pourrait en espérer; elles viennent plutôt confirmer le diagnostic *post mortem* que le faciliter pendant la vie.

Le diagnostic[1] acquerra un nouvel élément de rigueur et de précision, si l'examen du sang vient déceler la présence de micro-organismes en circulation dans le torrent circulatoire.

L'examen du sang qui semblerait devoir permettre de différencier les endocardites infectieuses les unes des autres ne fournit pas davantage, d'une façon générale, de critérium indiscutable.

D'abord il faut compter avec les cas complexes où l'imprégnation endocardiaque est le fait d'une infection secondaire ou même d'infections asso-

---

1. HANOT. *loc. cit.*, pages 159 et 160.

ciées, ce qui peut singulièrement obscurcir les résultats, sinon fausser complètement les conclusions tirées des investigations bactériologiques. Puis il y a toute la série des endocardites qui résultent de la localisation valvulaire d'une maladie infectieuse dont le microbe, charrié par le sang, n'est pas encore connu, déterminé; et il est évident que l'enquête microbiologique ne peut qu'être négative en semblable occurrence[1].

Il est donc aujourd'hui impossible, dit *Hanot*, de fonder, pour la généralité des cas, un diagnostic différentiel sérieux sur des éléments d'appréciation qui peuvent être entachés de cause d'erreur multiples ou présenter des lacunes souvent considérables.

Jaccoud et *Netter* ont cherché à déduire des constatations cliniques quelques notions certaines relativement à l'espèce microbienne qui était en

---

1. C'est ce qui nous est arrivé à Netter et à moi à propos d'une malade atteinte d'une endocardite infectieuse ; nous avons trouvé à l'autopsie un bacille spécial au niveau des valvules et au niveau des canaux hépatiques. A cette époque 1887, le *coli commune* n'était pas connu, et il paraît évident aujourd'hui que c'est à ce micro-organisme que nous avons eu à faire.

cause ; ces auteurs sont arrivés à établir les propositions suivantes [1] :

La forme typhoïde correspond plutôt à l'endocardite à pneumocoques : cette endocardite siège de préférence à l'orifice aortique ; mais elle s'observe aussi au cœur droit. Elle donne plus rarement naissance aux embolies, et ne s'accompagne pas habituellement de suppuration. Elle coïncide souvent avec une péricardite, une pleurésie, une méningite ; sa durée est plus longue. La fièvre est continue, mais il y a des rémissions. La guérison est possible.

Dans la forme pyohémique l'infection est due, d'après les mêmes auteurs, *aux streptocoques* ou *aux staphylocoques*.

Cette endocardite siégerait d'une façon prédominante à l'orifice mitral. Elle frappe surtout les cœurs atteints de lésions valvulaires antérieures ; elle est la source d'embolies, d'infarctus qui ordinairement suppurent. La durée est plus courte. On reconnaît, en général, la porte d'entrée, puer-

1. Hanot, *loc. cit.*, pages 159-160.

péralité, suppurations variées, ostéomyélites, etc.

Ces conclusions demanderaient, selon nous, à être confirmées par un grand nombre de cas, pour pouvoir rendre service au clinicien.

CHAPITRE X

TRAITEMENT

Les idées bactériologiques que les médecins se sont faites sur la nature des *endocardites*, à savoir que dans la majorité des cas, pour ne pas dire dans tous, c'était à la présence d'un microbe quelconque ou de plusieurs microbes différents que l'inflammation de l'endocarde était due, devaient, semble-t-il, amener un changement important dans la thérapeutique de ces inflammations.

Malheureusement il n'en a rien été jusqu'à présent, et l'*antisepsie interne médicale* n'a pas donné de résultats bien satisfaisants. L'*acide salicylique*, le *benzo-naphtol*, etc., le *sulfate de quinine*, ont une action dans des tubes de culture, mais sont impuissants à arrêter les progrès du mal, lorsqu'ils sont introduits dans l'organisme. Nous verrons plus loin que le médecin, dans les différentes endocardites, n'est pas désarmé cependant, et qu'il lui reste entre les mains un grand nombre de moyens capables de diminuer ou même d'arrêter l'*inflammation endocardiaque*. Mais ces moyens étaient connus et employés avant la découverte, si précieuse au point de vue anatomique, de la bactériologie.

« Si l'on ne peut trop souvent[1], dit *Hanot*, que constater l'infidélité notoire de toutes ces médications, la prophylaxie a, par contre, largement bénéficié des découvertes contemporaines.

« On a dit, il y a quelques années, que grâce aux moyens de recherches dont nous disposons aujourd'hui, le nombre des cas d'endocardite infectieuse devait singulièrement grossir. A cette assertion, d'ailleurs juste, mais qui ne vise que le nombre des faits connus, c'est-à-dire un chiffre relatif, on peut opposer cette autre affirmation, non moins exacte, que le nombre total, absolu de ces endocar-

---

1 Hanot, *loc. cit.*, pages 164 et 165.

dites doit au contraire diminuer depuis l'application des *méthodes antiparasitaires*.

« Les pansements qui maintiennent les plaies dans un état d'asepsie parfaite, l'emploi des antiseptiques internes qui, dans les maladies générales, combattent le processus infectieux primitif ou préviennent, dans bien des cas, la production des infections secondaires, sont autant de moyens préventifs d'une efficacité incontestable.

« On empêche en effet ainsi, ou l'on restreint tout au moins, souvent dans des proportions qui peuvent en assurer l'innocuité, l'introduction dans le sang des germes susceptibles de venir se greffer sur l'endocarde, pour y développer le syndrome anatomo-clinique que nous avons si longuement étudié. »

En somme, on devra, dans les cas d'endocardites :

1° Soutenir les forces du malade;

2° Essayer, par l'administration d'antiseptiques internes, de diminuer la multiplication des micro-organismes;

3° Agir sur la contractilité affaiblie du cœur,

et régulariser son action par l'emploi des toniques cardiaques.

Telles sont les indications auxquelles le médecin aura recours.

On soutiendra les forces du malade en lui donnant une alimentation suffisante, et le *régime lacté* sera d'un précieux secours. Les préparations de quinquina ne seront pas négligées, ainsi que l'éther, l'acétate d'ammoniaque, etc.

L'emploi d'*antiseptiques internes* devra être tenté; mais, comme nous l'avons dit plus haut, les résultats qu'ils donneront seront bien faibles; nous citerons les préparations *salicylées*, *mercurielles*, le *naphtol*, le *benzo-naphtol* et tous leurs dérivés; on se trouve dans cette situation ou bien d'employer des agents antiseptiques toxiques, et alors l'organisme ne les supporte pas, ou bien de se servir d'antiseptiques que l'organisme supporte parce qu'ils ne sont pas ou peu solubles, malheureusement ces derniers ont une action bien faible.

Quand la fièvre est intense et que les phénomènes d'éréthisme cardiaque sont très marqués, on emploiera avec succès les modérateurs du cœur; la *digitale* est le premier médicament auquel on doit s'adresser[1]. Grâce à elle, l'activité exagérée du cœur se calme rapidement, et les contractions se régularisent.

On évite ainsi, dans la mesure du possible, que des dépôts phlegmasiques se détachent des valvules et aillent former des embolies secondaires. *C. Paul* préfère la teinture de digitale à la dose de 1 gramme répétée d'abord deux fois dant la journée; on peut aller à 3 et même 4 grammes progressivement, mais comme le médicament met au moins un jour pour faire sentir son action, il faut attendre 48 heures avant d'augmenter la dose : une fois l'effet obtenu, au bout de 3 à 4 jours, on diminue ou on suspend tout à fait le médicament, que l'on reprendra dès que son action commencera à disparaître.

Jaccoud, et bon nombre d'auteurs, préfèrent l'infusion de feuilles de digitale, à la dose de 50 centigrammes à 1 gramme par jour dans une potion qui sera prise par cuillerées à bouche d'heure en heure.

« Comme tout agent actif et puissant, dit *Jac-*

1. Barie (article Endocardite), Dictionnaire de Jaccoud, page 515.

coud[1], la digitale a ses dangers, qu'il importe de connaître, soit que l'on donne d'emblée une dose trop forte, soit que l'on prolonge outre mesure l'administration de la dose maxima; à l'action thérapeutique salutaire succède promptement l'action toxique funeste.

Cette médication exige donc une surveillance incessante et attentive. Il faut examiner plusieurs fois par jour l'impulsion du cœur, tenir compte aussi du mode de la respiration et de l'état de la face, et, au premier signe de faiblesse ou de cyanose, suspendre le médicament ou en diminuer la quantité: dans certains cas, le pouls faiblit sans diminuer de fréquence, l'indication est formelle; il faut sur-le-champ renoncer à la digitale : »

On pourra alors employer les bromures alcalins à la dose de 2 à 4 grammes par jour, ou bien la teinture de convallaria maialis à la dose de 5 grammes. On ne négligera pas les révulsifs, et en particulier les *ventouses scarifiées*, qui seront placées au niveau de la région précordiale.

1. Jaccoud, *loc. cit.*, page 503.

INDEX BIBLIOGRAPHIQUE

Dictionnaire de médecine et de chirurgie. — Article Endocarde, par Jaccoud.

Dictionnaire encycl. de sc. médicales. — Article Endocarde, par Barié et Héricourt.

Hanot. L'Endocardite aigue. — Masson, 1895.

Transact. path. Soc., 1859, page 151.

Essai sur la nature des endocardites infectieuses par le docteur G. Lion, Paris, 1890.

Hardy et Béhier. Traité de path. int., 1864, 2ᵉ édition.

Des endocardites infectieuses. — Revue générale par le docteur A. Siredey. In Gaz. des hôpit., 9 fév. 1889.

Friedreich. Arch. f. path. Anat., 1861.

Bamberger. Lehrbuch d. krank. des Herzens, 1857.

Beckmann. Arch. f. path. Anat., 1857 et 1860.

Rokitansky. Lehrbuch d. path. Anat., 1855.

Charcot et Vulpian. Société de Biologie, 1862.

Lancereaux. Gazette méd. de Paris, 1862.

Dugueret et Hayem. Note sur un cas d'endopéricardite ulcéreuse à forme typhoïde. — Soc. de Biol., 1865.

Kelsch. *Progrès médical*, 1875.

Desplats. De la nature de l'endo-ulcéreuse. — Thèse de Paris, 1870.

Winge. *Nordisk med. Archiv.* II Bd. 1869, Christiana.

Hjalmar Heiberg. *Arch. f. path. Anat.* 1872.

Eberth. *Korrespondenzblatt f. Schweizer,* Aerzte, 1872 et *Archiv. f. path. An. u. Phys.,* 1875.

Wedel. Mycosis endocardii.-Inaug. Dissert., Berlin, 1875.

Martineau. *Union médicale.* 1864.

Larsen. *Nord. Magot. f. Lägerdsk.* 1875.

Kelsch. Note pour servir à l'histoire de l'endo-ulcéreuse. In *Progrès médical,* 1875.

Eisenlohr. *Berlin. klin. Woch.,* 1874.

Purser. *Dublin journal of med. Scien.,* 1877.

Koester. *Archiv. f. path. An. u. Phys.,* 1878.

G. Sée. *Gazette médicale de Paris,* 1879.

Hamburg. Ueber akute Endocarditis in ihrer Beziehung zu. Bakterien, Berlin, 1879.

Fernet. *France médicale,* 1885.

Netter. *Bull. Soc. clin. de Paris,* 1885.

Grancher. Société méd. des hôpitaux, 1884.

Netter. De l'Endo-végét. d'origine pneumonique. *Archiv. physiol..* 1886.

Weichselbaum. *Vien. med. Bl.* mai et juin, 1885.

Vyssokowitsch. Versammlung deutscher Aerzte, etc. In *Strasburg,* sept. 1885.

Perret et Rodet. Soc. méd. Lyon, 1885.

Clinique méd., Hôtel-Dieu de Lyon.

Froenkel et Soenger. *Archiv. f. path. Anat. u. Phys.,* 1887.

Cornil et Babès. Les bactéries.

Ziegler. Lehrb. der path. Anat. 1887.

Vinay. *Lyon médical*, 25 mars 1888.

Bonome. *Archiv. italiennes de Biol.* 1887.

Lancereaux et Netter. *Union médicale*, 27 et 29 juillet 1886.

Wyssokowisch. *Archiv. f. path. Anat. u. Phys.*, 1886.

Rosenbach. *Archiv. exp. Path.* 9 Bd.; *Breslauer aerztliche Zeitschrift*, n° 9, 1881.

Barth. *Bull. Sociét. anat. de Paris*, 1880.

Dreschfeld. *Path. Society of Manchester*, oct. 1887.

Perret et Rodet. Société des sciences médicales de Lyon, deuxième semestre, 1891.

Ribbert. *Fortch der Medizin*, 1886.

Viti. Atti della Accad. dei Fissocritici di Siena 1890, 4ᵉ série, vol. II.

Martineau. Thèse d'agrégation, 1864.

Eichhorst. Traité de path. interne, page 5, tome I. Traduction française chez Steinheil.

Netter. *France médicale*, 1885, n° 52, page 625.

Greenhow. Path. transact., 1882, tome XIX, page 1868.

Gerber et Birch-Hirschfeld. *Archiv. d. Heilkunde*, 17 Bd.

Kundrat. Soc. imp., roy. de Vienne, fév. 1885.

Virchow. *Charité Annalen*, 1877.

Malvoz. *Revue de médecine*, 1888, page 556.

Brissaud. *Progrès médical*, 1885, page 508.

Cossy. *Bull. Société anatomique*, juin 1878.

Mathieu et Malibran. *Bull. Soc. anat.*, 1884.

Netter et Martha. *Archiv. de pysiol.*, 1ᵉʳ juillet 1886.

Litten. *Charité Annalen*, III Bd.

Girode. *In* Thèse de Lion, page 144.

Macaigne. Thèse de Paris, 1892.

Jaccoud. Endocardite infec. *Union médic.*, 28 fév., 1889.

Weichselbaum. *Centralbl. f. Bacteriol. u. Paras.* II Bd., n° 8, 1887.

Perret et Rodet. Société biol., 1889.

Josserand et Roux. *Lyon médical,* 1891 et *Archives de médecine exp.,* 1892.

Denucé. Étude sur la pathologie de l'érysipèle. Thèse de Paris, 1885.

Vaillard. Société médicale des hôpitaux, 1890.

Lancereaux. *Union médicale.* 1886, page 156.

Gallois. *Bulletin Société anat.,* janv. 1885.

Jaccoud. *Semaine médic.,* 1886. Endo-infectieuse.

Cayla. Endo-infec. *Bull. Société anat.,* 1881.

Gilles de la Tourette. Avortement-endocardite. *Bull. Société anat.,* mars 1885.

Leudet. Essai sur le rétrécissement tricuspidien. Thèse de Paris, 1888.

Durante. *Gazette médicale de Paris,* 8 juillet 1895.

Heller. *Centralblatt f. Bact.,* janv. 1887.

Cornil. *L'Abeille médicale.* 1884.

Kundrat. *Wien. Mediz. Woch.,* 1885.

Hérard, Cornil et Hanot. La phtisie pulmonaire.

Rindfleisch. Traité d'histologie pathologique.

Lancereaux. Atlas d'anatomie path.

Letulle. *Bull. de la Société anat.* 1874.

Perroud. De l'Endoc. aiguë dans la granul. *Lyon médical,* 1875.

Liebermeister. Ziemssens Handb. d. spec. Path. u. Ther. 1876.

Griésinger. Traité des maladies infectieuses, 1868.

Sengler. *Deutsche med. Woch.,* 1886.

Gazette médicale de Paris, 22 juillet 1895.

Rendu. *Bulletin médical,* 6 septembre 1895.

F. Widal et Bezançon. *Semaine médicale,* avril 1894.

TABLE DES MATIÈRES

28 805. — PARIS, IMPRIMERIE LAHURE,

9, rue de Fleurus, 9.

Bulletin

des

Annonces.

ANTISEPSIE

DES

VOIES URINAIRES

PAR LES

CAPSULES SALOLÉES

DE

LACROIX

Ces capsules renferment le **SALOL** à l'état de dissolution, c'est-à-dire sous la forme la plus active et la mieux assimilable des préparations antiseptiques préconisées dans les affections bacillaires.

**SANTAL SALOLÉ — OLÉO-SALOL
EUCALYPTOL ET TÉRÉBENTHINE SALOLÉS
ESSENCE DE TÉRÉBENTHINE SALOLÉE
COPAHU SALOLÉ**

Dépôt : Ph⁰ LACROIX, 76, rue du Château-d'Eau, PARIS

ET TOUTES LES PHARMACIES

www.ingramcontent.com/pod-product-compliance
Lightning Source LLC
LaVergne TN
LVHW012011170726
843503LV00001B/312